小康路上一个都不能掉队！

——习近平 2017 年新年贺词

发展残疾事业，加强残疾康复工作。

——习近平中共十九大报告

《肢体残疾与慢性疾病康复社会工作手册》
作者名单

杨翠芝　香港注册社工，香港复康会国际及中国部项目
　　　　经理

谢秀玲　香港注册职业治疗师及注册社工，香港复康会
　　　　一级职业治疗师

周惠萍　香港注册社工，香港复康会持续照顾部高级
　　　　经理

伍杏修　香港注册社工，香港复康会前任总裁

社会服务发展研究中心　主编

康复社会工作实务系列

（社会工作实务手册·第二辑）

肢体残疾与慢性疾病
康复社会工作实务手册

香港复康会　　著

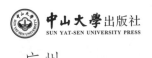
中山大学出版社
SUN YAT-SEN UNIVERSITY PRESS

·广州·

图书在版编目（CIP）数据

肢体残疾与慢性疾病康复社会工作手册/香港复康会著. —广州：中山大学出版社，2018.1
（社会工作实务手册. 第二辑：康复社会工作实务系列）

ISBN 978 – 7 – 306 – 06207 – 9

Ⅰ.①肢…　Ⅱ.①香…　Ⅲ.①肢体残疾—康复训练—社会工作—手册　Ⅳ.①R442.9 – 62

中国版本图书馆 CIP 数据核字（2017）第 249332 号

出 版 人：徐　劲
策划编辑：葛　洪
责任编辑：葛　洪
封面设计：林绵华
责任校对：王旭红
责任技编：何雅涛
出版发行：中山大学出版社
电　　话：编辑部 020 – 84111996，84113349，84111997，84110779
　　　　　发行部 020 – 84111998，84111981，84111160
地　　址：广州市新港西路 135 号
邮　　编：510275　　　传　真：020 – 84036565
网　　址：http://www.zsup.com.cn　E-mail：zdcbs@ mail.sysu.edu.cn
印 刷 者：广东省农垦总局印刷厂
规　　格：787mm×1092mm　1/16　18.5 印张　190 千字
版次印次：2018 年 1 月第 1 版　2018 年 1 月第 1 次印刷
定　　价：46.00 元

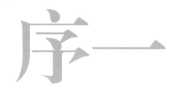

序一

张建宗
香港特别行政区政府政务司司长

我们每个人无论贫富伤健，都有天赋的能力和权利。残疾人士虽然在某些方面受限制，也要克服种种挑战，但亦有自己的特长和才干，只要给予适当的机会，就可以和你我一样为社会做出贡献。

香港特别行政区政府（下称"香港特区政府"）矢志构建一个关爱互助，伤健共融的社会。自2008年8月31日起，联合国《残疾人权利公约》（下称《公约》）已适用于中国内地及香港特别行政区。《公约》的宗旨是促进、保护和确保所有残疾人士充分和平等地享有一切人权和基本自由。特区政府一直致力透过不同的措施，加强残疾人士的能力，支持他们全面融入社群，以体现《公约》的精神。

我衷心感谢社会服务发展研究中心（下称"社研"），致力推动香港与内地社会福利服务的知识传播及经验交流，更借诸督导和培训工作，提升内地社工服务的专业水平。"社研"联同6间香港的福利机构，出版一套7册的"康复社会工作实务系列"丛书（下称"康复实务"），就(1)肢体残疾及慢性疾病；(2)智力残疾成人；(3)精神健康；(4)听力损伤；(5)视力损伤；(6)学前发展障碍儿童及(7)康复社会工作基本理论与方法，作专题探讨，深入介绍不同范畴的康复服务在香港的发展情况，供内地的广大读者和福利界同工参考。我深信，"康复实务"将有助于内地社会工作及康复服务的进一步发展。

特区政府的康复政策目标，是建立无障碍环境，让香港在硬件、软件以至文化思维上，体现出平等、共融的精神，并帮助不同年龄层、不同类别的残疾朋友发挥所长。我们投放于康复服务的整体经常性开支持续增长，由 2007—2008 财政年度的 166 亿港元，增至 2016—2017 财政年度的 301 亿港元，增幅达 81 个百分点，充分说明我们的承担和诚意。

此外，特区政府康复政策的覆盖面非常广泛。除了"康复实务"涵盖的范畴外，亦致力协助残疾人士升学、就业和融入社区；构建无障碍配套设施；支援残疾人士家属及照顾者；支援病人自助组织的发展；透过宣传教育、资助社会企业及配对商界捐款等不同方式，启动民商官的跨界力量，共同参与推动有利残疾朋友发展的政策举措等，务求在公共资源投入及政策设计上协同配合，为残疾朋友提供及时、适切和到位的支援。

过去 9 年，我作为特区政府的劳工及福利局局长，深深明白到，香港康复服务持续和显著的进步，全赖一班默默耕耘的福利界同工、社会工作者，以及像"社

"研"一样的民间机构，与特区政府的紧密合作。我期盼内地的福利界同工和社会工作者，能从"康复实务"中得到更多启迪，为你们在推动康复服务发展的路上，加添知识、智慧和力量。

序二

杨茂
中央人民政府驻香港特别行政区联络办公室社会工作部部长

欣闻香港社会服务发展研究中心（简称"社研"）又一力作——"康复社会工作实务系列"丛书即将付梓，谨此表示衷心祝贺！

2007年以来，"社研"因应国家大力发展社会服务和培养社会工作人才需要，大力推动香港与内地社会福利服务交流与合作，派出大批资深香港社工到深圳、东莞、广州等"珠三角"地区开展督导工作，同时为内地民政系统官员和一线社工提供培训服务，培养了大批优秀社工人才，为内地社会服务工作快速发展和社工人才队伍建设做出了突出贡献。然而，有幸接受香港督导"面授机宜"的人数毕竟有限，为扩大影响面，让香港社会福利界的先发优势和资深社工的经验惠及更多内地社工，让更多内地相关政府部门人员更好地了解和借鉴香港社会服务工作经验，"社研"近年适时将香港督导在内地工作的经验汇编成册，连续出版了多部社工专业书籍，反响热烈，广受内地社工专业人士的欢迎。"康复社会工作实务系列"丛书更是"社研"自 2013 年出版《社会工作实务手册》（中山大学出版社，2013）后又一套较为全面的社工专业手册。该书共 7 册，由"社研"联合香港不同类型的康复机构共同撰写，聚焦康复社会工作，内容涵盖肢体残疾及慢性疾病、智力残疾成人、精神健康、听力损伤、视力损伤、学前发展障碍儿童康复及康复社会工作基本理论与方法，内容充实，案例丰富。相信该书的出版，将为内地同行学习和了解香港经验提供有益借鉴，必将有利于内地康复领域社会工作的专业化发展。

经过十多年的努力，内地社会工作已取得长足进展，社会工作人才数量大幅增加，但离"建立一支宏大

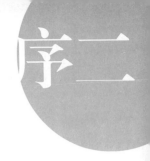

的社会工作人才队伍"的目标还有不小差距。期望"社研"不忘初心，不懈努力，发挥自身优势，继续协助内地培养社工人才，推动开展社会福利事业，不断在理论和实践上为内地社会工作建设添砖加瓦！

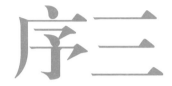

序三

邱浩波
社会服务发展研究中心主席

社会服务发展研究中心（以下简称"社研"）一直致力推动内地及本地社会服务发展。"社研"于 2007 年开始在深圳启动"先行先试"的社工督导计划——"内地社工专业督导计划"，到现时曾接受"社研"香港督导顾问培训的学员已遍布全国。此外，"社研"还在各方面支持内地社工专业发展，所以除督导计划外，"社研"在出版工作上亦投入了不少心力，希望以文字留下宝贵印记。"社研"分别出版《先行先试：深圳社工专业闪亮点》（中山大学出版社，2011 年）、《社会工作实务手册》（中山大学出版社，2013 年）以及《同心同行：香港顾问及深圳社工机构交汇点》（中山大学出版社，2015 年），这些书籍均针对内地社工服务专业发展的需要而出版，深受两地同业的认同。内地发展社工服务已接近 10 年时间，整体社工发展模式已渐上轨道，近年重点亦逐步走向专项化服务发展轨道。

　　康复服务在社工专业服务中是一个重要的领域，世界上有 10 亿残疾人，约占全球人口的 15%，其中近 2 亿受着相当严重的功能困难的困扰。根据统计，2010 年，中国内地的残疾人已高达 8 502 万人。康复人士的社会服务需要实在不容忽视。有鉴于此，"社研"特意筹备"康复社会工作实务系列"丛书。本系列丛书一套 7 册，《康复社会工作基本理论与方法实务手册》为导读手册，概括介绍残疾的概念、分类和统计、康复社会服务的演进、现时主要康复社会工作以及无障碍环境的配套设施。而其余 6 本手册则分别深入介绍 6 大康复社会工作的理论与技巧，包括智力残疾成人、学前发展障碍儿童、视力损伤、肢体残疾与慢性疾病、听力损伤及精神健康这 6 大领域的康复社会服务。专题手册注重实务经验上的分享。内容除解释致残成因及预防问题外，还重点介绍现时香港该残疾领域所提供的服务及服务成效

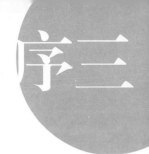

序三

评估方法、社工实务工作手法，并辅以在个案、小组及社区工作上的实务分享。"社研"希望透过这套手册向内地介绍香港康复服务的状况，增进两地业界更多的交流，推进康复服务的创新和发展，令残疾人士及其家属在艰辛而漫长的康复过程中得到更适切的服务。

"社研"特意邀请6间提供优质康复服务的香港社会服务机构撰写专题手册，当中包括扶康会（智力残疾成人康复）、协康会（学前发展障碍儿童康复）、香港盲人辅导会（视力损伤）、香港复康会（肢体残疾与慢性疾病）、香港聋人福利促进会（听力损伤）及新生精神康复会（精神健康）。"社研"感谢这6间香港社会服务机构无私地分享他们在康复领域内的知识及宝贵经验，并派出资深同工参与本套手册的编辑小组工作，令这套手册得以顺利出版。

前言

　　感谢社会服务发展研究中心邀请香港复康会，与香港多家享负盛名的康复机构，包括协康会、扶康会、新生精神康复会、香港盲人辅导会及香港聋人福利促进会一起撰写和出版《康复社会工作实务手册》。这几家机构在香港以至国内外都在不同的残疾人康复领域上服务多年，拥有丰富的实务经验，是香港康复界的中流砥柱，服务为用者所肯定和认可。

　　有见国内社会工作服务迅速发展，对实务经验的书籍渴求甚殷。社会服务发展研究中心早于2013年出版了一套《社会工作实务手册》（中山大学出版社，2013），将香港的资深社工督导在内地传帮带教的心得与同道分享，深获好评。这次出版的《康复社会工作实务手册》是为了填补国内康复社会工作服务的空白，希望能抛砖引玉，引发更多同道分享知识和经验。

对于任何一门专业来说，实践和案例是最重要的承传和资产，尤其对近年发展急速但欠缺本土经验的中国社会工作学科来说。《康复社会工作实务手册》内容丰富实用，将多年来的实践经验辑录，当中既有理论部分，亦有案例分享，并由不同专业人士包括社会工作者、康复治疗师、护师和临床心理学家合力编著。这本手册有系统及科学化地呈现出康复社会服务在香港操作的过程和经验，盼望能为后学提供有用的参考。

根据世界卫生组织和世界银行的估计，世界上有 10 亿残疾人，约占全球人口的 15%，其中近 2 亿经受着相当严重的功能困扰。残疾流行率不断上升，原因是人口老龄化以及全球慢性疾病的增多。而根据第六次全国人口普查及第二次全国残疾人抽样调查，推算 2010 年末中国残疾人总人数为 8 502 万人。

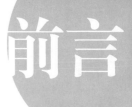

　　残疾人在生理、心理和感官方面患有不同程度的损伤，其中大约80%的残疾人生活在发展中国家，他们的生活常因为自身损伤或者社会环境中的障碍而受到限制。由于公众的偏见和无知，残疾人常常遭受歧视，难以获得基本的生活保障和所需要的生活设施。社会工作者有计划的介入和倡议，不仅能增强残疾人的能力和自信心，更重要的是能倡议残疾人平等参与社会的权利和机会。

　　最后，感谢社会服务发展研究中心的慷慨，组织并资助出版这本手册，将宝贵经验与同道分享。我希望借着手册的出版，鼓励更多政府部门、团体和热心人士关注社会上不同的残疾群体，合力建构一个共融和关爱社会。

香港复康会总裁

伍杏修

2017.04.01

目录

目录

3

目录

第一章

定义及致残原因

1.1 肢体伤残

1.1.1 定义

肢体伤残或残疾指因不同的永久或间歇性原因而导致的伤残，如因中枢或外周神经系统、肿瘤或肌骨系统引发的疾病。肢体伤残的例子包括肌肉萎缩症、多发性硬化症及后天性脑损伤。肢体伤残可能会中度或严重地影响协调和平衡。因应肢体伤残的性质或程度，部分肢体伤残人士须使用轮椅，另一部分则需使用拐杖或手杖。

肢体残疾涉及到一个人的身体结构的部分或全部损失（例如截肢）和身体机能全部或部分损失（如移动能力、手抓握能力），从而影响患者参与日常活动（例如自理、工作/学习、休闲活动）。

此外，肢体伤残可分为

（1）永久性，如脑瘫及截肢，会影响患者终身及每天参与活动。

（2）间歇性，如关节炎患者，当病情在舒缓期时，身体功能可以大大提升，并可参与大部分日常活动，但当其发病时，患者的活动能力便会大大下降。

（3）暂时性，如骨折，患者只是暂时失去部分或全部参与生活活动的能力，随着康复训练的完成，功能最后会恢复到患病前的状况。

1.1.2　致残原因

导致肢体伤残的原因众多，成因主要有三大类：

（1）神经运动障碍（Neuro-motor Impairment），是因中枢神经系统（脑部及脊髓）损伤使身体出现部分或完全瘫痪而引致的肌肉控制及活动受限。常见的症状有大脑麻痹症、截瘫、肌营养不良症及多重硬化症等。

（2）肌肉骨骼疾病（Muscular/ Skeletal Disorder），是退化性疾病，包括由关节、韧带、肌肉、神经或肌腱等部分的发炎，引起的疼痛及损伤，最后导致患者难于控制四肢及肌肉活动，常见症状有骨质疏松、类风湿性关节炎等。

（3）骨骼和创伤性外伤（Skeletal Impairment & Traumatology），如骨折、先天性肢体畸形/缺失等。

肢体伤残致残原因亦可简单以先天和后天来分类：

1. 先天

（1）胚胎的畸形（产前感染）。

（2）出生困难（例如胎儿缺氧导致大脑麻痹症等）。

（3）遗传性疾病（例如肌肉萎缩症等）。

2. 后天

（1）疾病（例如糖尿病、心血管病、脑部受损、多发性硬化症等）。

（2）意外（交通、工业、家居、运动等）。

（3）自然灾害（地震等）。

（4）职业病。

（5）不良姿势。

（6）老年严重退化。

1.1.3　肢体伤残人口数量及占比

在 2014 年 12 月香港特区政府统计处公布的《第 62 号专题报告书——残疾人士及长期病患者》中指出，全港有 320 500 人表示身体活动能力受限制，在整体人口内的普遍率为 4.5%。

 慢性疾病

慢性疾病，香港普遍用长期病来表述，而香港特区政府的政策性文件，则以器官残疾来定义。

1.2.1　定义

　　疾病通常可简单分为两类：一类是"急性"疾病，另一类是"慢性"疾病。急性的健康问题通常是突然而来，且有某个单一的、容易诊断的病因，其病程短暂，对特定的治疗，如药物或外科手术会有较良好的反应。大多数急性疾病均有希望被治愈，使病人恢复正常生活。对病人和医生而言，疾病的不明确性相对较小，病人通常都能知道疾病的发展如何。急性疾病有一个典型的周期，即在一段时间内病情加重，经过治疗后病情得以好转。急性疾病治愈与否取决于医护人员能否运用自己的专业知识和经验去找出并实施正确的治疗方案。例如阑尾炎是一种急性疾病，具有典型的发病迅速的特点，有恶心和腹痛的症状。通过身体检查就可以做出阑尾炎的诊断，根据诊断可实施外科手术将发炎的阑尾切除。经过一段康复时间之后，患者便可重拾健康。

　　慢性疾病则不同，这些疾病初期发病缓慢，病程漫长。例如，长期的动脉硬化可能会导致心脏病或中风。关节炎通常开始时亦只有短暂的刺痛不适，然后疼痛逐渐加重。与急性疾病不同的是，慢性疾病的病因众多，不同时期可以有不同病因，包括遗传、生活方式（吸烟、缺乏运动、不良饮食、压力等)、环境以及生理等各种不同因素。虽然我们都想尽快知道治病的答案，但往往却不得要领。对于医生和病人来说，不能马上确定病因，会增加治疗的难度。在某些情况下，即使能迅速做出诊断，如中风或心脏病，但长远影响则很难预测。因此，没有惯性或可预测性是大多数慢性疾病的一个主要特点。急性疾病与慢性疾病的区别可参阅表 1 – 1。

表 1 – 1　急性疾病与慢性疾病的区别

	急性疾病	慢性疾病（长期病）
发病情况	迅速	逐渐
致病原因	通常一个	多个
患病时间	短暂	长期
诊断结果	容易确定，普遍准确	不易确定，早期尤甚
检验	通常对诊断起决定作用	通常对诊断帮助有限
治疗	通常可治愈	通常不可治愈
专业人员的角色	选择及进行治疗	教导及给予意见
病患者的角色	遵循专业医护人员的指示或意见	医护人员的伙伴，负责日常自我管理

资料来源：《实践健康生活——慢性疾病自我管理手册》(第二版)。香港复康会翻译，2009 年。

简单来说，慢性疾病有以下特性：

（1）病征不断或持续影响患者正常活动和日常生活。

（2）现有药物不能或者只能有限度地发挥治疗功能。

（3）药物副作用或并发症会严重影响患者或其家人的正常生活。

（4）病症对患者构成严重的社会和心理影响。

急性疾病一般都能完全康复，但慢性疾病却往往会导致更多症状出现及身体功能下降。很多人以为自己的症状只是由所患疾病引起的，疾病固然可以引起疼痛、气促（即呼吸短促）、疲劳等症状，但却不是唯一的起因。某一个症状都可能引发其他症状，且所有症状都可能令此一症状加深。更大的问题是，这些症状有互相助长的作用。例如抑郁引发疲劳，压力使肌肉紧张，这些症状可引致疼痛增多或气促加深，诸如此类，可参阅图1－1。而这些症状的相互影响，又会令病情恶化。这便形成了一种恶性循环，若我们找不到打破这个循环的方法，那么情况便会变得更糟。

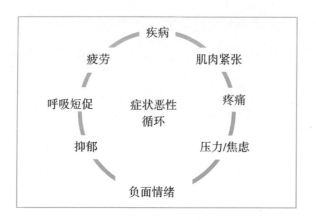

资料来源:《实践健康生活——慢性疾病自我管理手册》
(第二版)。香港复康会翻译,2009 年。

图 1-1　病症的相互影响及恶性循环示意图

1.2.2　致病原因

众所周知,细胞是组成身体组织和器官的基石,包
括心脏、肺、大脑、血液、血管、骨骼和肌肉,事实上
亦即身体的所有部分。一个细胞要保持活跃和正常的功
能必须具备三个条件:得到营养、获取氧气以及排除身
体所产生的废物。三者中任何一项出现异常或错误,都
会令细胞发生病变。细胞病变后,组织或器官就会受到
影响,引致日常生活能力受到限制。各种慢性疾病之间
的差别在于受影响的细胞和器官不同,因而其产生的后

果亦会因病而异。

例如，中风是脑中的血管发生阻塞或破裂，令部分大脑的氧气和营养供应受到了阻断。因此，身体的某些部位亦受到受损脑细胞的影响，例如一只手、一条腿或脸的一部分失去功能。

如果患了心脏病，身体内便有可能发生一系列改变。例如，当向心肌供血的血管受到阻塞后，心脏病就会发作，这就是所谓的冠状动脉血栓。当发生冠状动脉血栓时，心脏所需要的氧气会被阻断，心脏便会受损害并导致疼痛。心脏受损后会影响其向身体其他部分输送含氧气的血液。由于心脏不能有效地向全身泵送血液，液体便会积聚在组织中，此时人就会感到气促。这些疾病的后果基本上是相似的，即因缺氧而导致功能丧失或下降，体内的废物堆积，或者身体不能利用葡萄糖来产生能量。

患骨关节炎（又称退化性关节炎）时，软骨（位于骨末端的坚韧物质和位于背部椎骨间的"软骨盘"）会因磨损、脱位而引起疼痛。虽然我们还尚不清楚软骨细胞衰弱或死亡的确切原因，但其后果却是疼痛和功能障碍。

至此，你会发现所有的慢性疾病都始于细胞病变。但是，疾病远不止是细胞的功能异常。它会引发许多日常生活的问题，例如不能做自己想做的事，或者需要改变社交活动等。

尽管导致各种慢性疾病的生理原因不尽相同，但是带给病人的问题却是相似的。例如，多数慢性病患者会感到疲倦和体能变差，睡眠问题也很常见。有些人会感到疼痛，也有些人呼吸出现问题。在某种程度上，功能残损是慢性疾病的一部分。关节炎或中风可能会影响手部的运动，而气促、中风、关节炎或糖尿病也会影响到行走功能。有时缺乏体力或极度疲劳也会带来一些身体限制。

慢性疾病的另一个常见问题是抑郁，或者说是"感觉忧郁"。当疾病带来的困境挥之不去时，人的心情也很难愉快起来。随之而来的是恐惧和对未来的担忧，例如我还能自我照顾吗？如果我不能照顾自己，谁会来帮助我？我的家庭会发生什么变化？我的情况会不断恶化吗？残疾和抑郁会使人丧失自尊。

需要了解的一个重点是：由于慢性疾病具有许多相似之处，因而我们面对不同的慢性疾病时所必须学习的主要管理工作和技巧也是相似的。除了克服身体和情绪上的问题外，还必须学会解决问题的技巧以及如何应付疾病的发展趋势。这些任务和技巧包括制定和持恒实践运动及营养计划、控制症状、适时寻求医疗帮助、有效地与医生合作、使用药物并减少其副作用、寻找和利用社区资源、与家人和朋友一起讨论病情以及在有必要时改变社交活动。在所有的技巧当中，最重要的是学习因应疾病变化而解决每天生活中出现的问题。毕竟你是每天时刻与自己的慢性疾病一起生活，而你的医护人员见你的时间仅占你生活的极小部分，所以你必须管理好自己的疾病。

1.2.3　患慢性疾病人口及占比

2014年12月香港特区政府统计处公布的《第62号专题报告书——残疾人士及长期病患者》指出，全港约有1 375 200人表示长期（即持续最少6个月的时间）接受药物治疗、复诊或打针服药，在整体人口内的普遍率为19.2%。

1.2.4　自我管理技巧

如何面对一件事情在很大程度上取决于你对此事的看法。比如，如果你认为得了慢性疾病就如同跌入了深渊，那么要鼓起勇气爬出深渊或许会很困难，甚至会觉得完全做不到。你的看法将对后来的病情发展以及如何处理自己的健康问题起着决定性的作用。一些非常成功的自我管理者会把他们的疾病视作一条必经之路。如同任何其他道路一样，这条路会有起伏变化，时而平坦，时而又凹凸不平。要走过这条路需要采取许多策略，有时可以走得快些，有时又必须要慢下来，有时还要跨越一些障碍。通过学习和掌握技巧来走过这条路会使你成为一位好的自我管理者。这些技巧主要分为如下三大类。

1. 处理疾病的技巧

对任何疾病都需要采取治疗措施，包括吃药、使用吸入器或吸氧等。这意味着患者及家人要跟医生和医护机构展开密切的合作。有时亦会有一些新的健身运动或健康饮食需要学习和采用。即使是患上癌症，也需要自我管理。好的日常自我管理可以令有关的化疗、电疗及手术带来的不适较容易应付。这些均是管理慢性疾病所必须要做的。

2. 维持正常生活的技巧

患了慢性疾病并不意味着生活从此停顿，其仍然需要去做家务、交友、工作、维持家庭关系。从前理所当然的事在患上慢性疾病后会变得复杂。为了维持日常活动和享受生活就需要学习新的技巧。

3. 控制情绪的技巧

在被诊断患了慢性疾病后，随之而来的是前途、计划及情绪等的剧烈改变。情绪通常会变得消极，包括愤怒（"为何我这么倒霉？这不公平！"）、抑郁（"我不能再做任何事了，没用了。"）、沮丧（"我做什么都不会带来任何改变，我不能做我想做的事了。"）；或是感到孤立（"没人能理解我，没有人愿意与生病的人在一起。"）。要走过慢性疾病这条道路也意味着要学习处理这些消极情绪的技巧。

1.2.5　自我管理概述

根据上述的管理技巧分类，我们可以将自我管理理解为利用不同的技巧以达至：

（1）管理处理疾病的工作。
（2）管理维持日常活动的工作。
（3）管理慢性疾病引起的情绪变化。

1.2.6　自我管理任务

自我管理的任务主要包括：
（1）照顾自己的疾病（如服用药物、做运动、看医生、准确地认识和了解自己的症状，改变饮食习惯）。

（2）维持正常的活动（家务、工作、社交活动等）。

（3）处理情绪的变化（疾病所引起的情绪变化，如愤怒、对未来的不可知、期望等）。

（4）目标的改变，有时还包括抑郁或与家人及朋友的关系的变化。

第二章

残疾预防的概念与分级

2.1 概念及分级

残疾预防是指在了解残疾原因的基础上，积极采取各种有效措施、途径，控制或延迟残疾的发生，减轻残疾程度。

残疾预防一般分为三个等级，即一级预防、二级预防、三级预防。

1. 一级预防

一级预防是指预防致残性伤害和疾病的发生，可采取以下措施：

（1）免疫接种——目的是获得相应的传染性疾病的免疫力，如提高对急性脊髓灰质炎、麻疹、风疹、乙脑等致残性传染病的免疫力。

（2）预防性咨询及指导——目的是掌握预防相应的致残性伤病的知识和方法，指导自我预防或群体预防，如提供婚前医学、优生优育、预防先天性残疾、营养、运动等咨询，以预防非感染性慢性病。

（3）预防性保健——如通过围产期保健以保证婴儿健康发育和顺利出生，预防先天性残疾。

（4）避免引发伤病的危险因素或危险源——如避免

吸烟、酗酒、肥胖或超重；控制致伤致残的生物的、物理的、化学的和机械的危险源，预防多种非感染性伤害和疾病。

（5）实行健康的生活方式——如合理饮食、适当运动、限制烟酒、作息规律，预防心脑血管病、糖尿病等。

（6）提倡合理行为及精神卫生——保持心理平衡，减轻精神压力，避免心理、行为过激反应，预防抑郁、焦虑及其他精神障碍和身心疾病。

（7）安全防护照顾——让幼儿有人看管照顾，让高龄或病弱老人有人扶持，以预防意外伤害。

（8）遵守安全规则，养成安全习惯——如遵守交通规则，乘车使用安全带，乘摩托车戴头盔，避免酒后驾驶，预防车祸及其他伤害。

（9）维护安全环境——改善社会安全环境（消除或减少暴力，设置安全设施，具备防火、防污染、防噪音保障）及家庭、学校、工作场所的安全环境，预防意外伤害的发生。

2. 二级预防

二级预防是指发生伤病后防止出现残疾，可采取以下措施：

（1）疾病早期筛查——如筛检血压、血糖、新生儿苯丙酮尿症、听力、视力等，如筛查出高血压、糖尿病、儿童精神障碍等，应做到早发现、早诊断、早治疗。

（2）定期健康检查——早期发现有关疾病，以便早期干预，如早期查出心血管疾病、代谢障碍，及时治疗。

（3）控制危险因素——如戒烟、禁酒、控制体重、控制血脂、减轻精神压力、补充必要营养（对营养不良者），控制心脑血管疾病、代谢疾病的发展。

（4）改变不良生活方式——实行合理饮食、适当运动、劳逸结合、作息规律，控制心脑血管病的发展。

（5）早期医疗干预——如药物治疗、护理、手术（如对麻风采取联合化疗），促进伤病痊愈或好转，预防并发症。

（6）早期康复治疗——如功能训练、心理辅导、体位处理（防止关节挛缩、褥疮），促进身心功能恢复，防止功能受限，预防并发症（残损）。

3. 三级预防

三级预防是残疾出现后采取措施预防功能障碍，可采取以下措施：

（1）康复功能训练——以运动治疗、作业治疗、语言治疗、心理治疗改善功能，预防或减轻残疾。

（2）使用假肢和矫形器、辅助功能用品用具——如假腿、下肢、脊柱矫形器、助听器、眼镜、坐垫等，预防畸形，改善功能，改善视听能力及日常活动能力。

（3）使用步行用具——如腋杖、拐、助行车、轮椅，辅助步行。

（4）进行康复咨询——预防进一步恶化，提高自我康复能力。

（5）支持性医疗、护理（预防并发症等）——如让脊髓损伤者采取医疗护理措施，预防泌尿道感染、褥疮等，改善机体状况，减轻残疾。

（6）手术治疗——矫形器、替代性和补偿性手术，如髋或膝关节全置换术，改善下肢功能。

资料来源：全国残疾人康复工作办公室编：《社区复康工作上岗培训教材》。北京：华夏出版社，2006。

第二章

香港现有服务

香港康复政策的整体目标是通过推行全面而有效的措施，预防残疾，发展残疾人士的体能、智能及融入社会的能力，并且实现一个无障碍的实际环境，让他们在社交生活和个人成长方面均能达致全面参与和享有平等的机会。《香港康复计划方案》（以下简称《方案》）载列可直接向残疾人士提供以达至上述目标的康复服务和措施，并就社会和服务使用者转变中的需要为服务发展提出了建议。

3.1 服务范畴

3.1.1 《香港康复计划方案》

《香港康复计划方案》的主要服务范畴包括：

（1）预防和鉴定。

（2）医疗康复。

（3）学前训练。

（4）教育。

（5）就业和职业康复。

（6）住宿照顾。

（7）日间照顾和社区支援。

（8）自助组织的发展。

（9）障碍通道设施和交通。

（10）信息及通讯科技应用。

（11）康体和文艺活动。

（12）公众教育。

3.1.2　肢体伤残

参考香港医学会在 1994 年提出的意见后，《方案》采用以下定义来界定肢体伤残人士：

"任何人士如因骨骼、肌骨骼或神经器官残障，并主要损及运动机能，以致某方面或多方面的日常活动受到妨碍或限制，皆可视为肢体伤残人士。"

肢体伤残人士所需的主要服务包括：

（1）医疗和社区康复护理。

（2）学前训练。

（3）教育服务。

（4）住宿照顾。

（5）日间照顾和社区支援。

（6）就业服务和职业康复。

（7）无障碍的通道设施和交通。

（8）无障碍的信息及通讯科技设备。

（9）辅助仪器的应用。

3.1.3　器官残疾

根据 1990 年的《香港康复计划方案》，器官残疾被纳入"肢体伤残"（前称"身体弱能"）类别。后来，根据香港医学会在 1994 年提出的意见，肢体伤残的适用范围被界定为只限于影响个别人士运动机能的残疾情况，而器官残疾则被界定为因器官疾病而引致的情况。

《方案》采用以下定义来界定器官残疾人士：

"任何人士如因疾病或治疗有关疾病引致残疾，其性质不限于运动机能，以致某方面或多方面的日常活动受到妨碍或限制，皆可视为器官残疾人士。"

器官残疾人士所需的主要服务包括：

（1）鉴定和评估。

（2）医疗康复。

（3）社区支援。

（4）再培训和就业服务。

**香港特区政府资助的
康复社会服务**

3.2.1　由非政府组织提供的康复服务

　　有不同残疾状况的人士需要不同的康复服务，有相同残疾状况的人士亦会因个人的能力和处境而有不同的服务需要。下文主要列举由政府拨款资助并由非政府组织提供予肢体伤残和慢性疾病（长期病）的康复服务，包括就业和职业康复、住宿照顾、日间照顾和社区支持及自助组织的发展等。

　　香港为残疾人士所提供的康复服务可大概分为住宿、社区支持服务及日间训练或职业康复服务。由于服务由政府拨款资助，并由非政府组织提供，收费较廉宜，一般市民都可负担。倘若服务使用者因经济条件不佳而不能支付费用，很多营运的非政府组织都会提供费用减免的措施，务求使得不会有市民因为经济条件而被摒弃于服务门外。

3.2.2　社会福利署网站所列载的服务

1. 残疾学龄儿童服务

1.1　轻度弱智儿童之家/兼收轻度弱智儿童的儿童之家

1.2　住宿暂顾服务

2. 肢体伤残人士服务

2.1　日间训练或职业康复服务

2.1.1　庇护工场

2.1.2　辅助就业

2.1.3　综合职业康复服务中心

2.1.4　综合职业训练中心——日间服务

2.1.5　残疾人士在职培训计划

2.1.6　创业延展才能计划

2.1.7　"阳光路上"培训计划

2.1.8　职业康复延展计划

2.2　住宿服务

2.2.1　四肢瘫痪病人过渡期护理支持中心

2.2.2　严重残疾人士护理院

2.2.3　严重肢体伤残人士宿舍

2.2.4　严重肢体伤残兼弱智人士宿舍

7.14　残疾人士社区支持计划

7.15　视力损伤人士康复及训练中心

7.16　为视觉受损人士而设的传达及信息服务

7.17　听觉受损人士综合服务中心

7.18　健乐会

7.19　中央辅助医疗服务课

7.20　收容所

7.21　中央辅助心理服务课

7.22　地区言语治疗服务

7.23　住宿暂顾服务

7.24　日间暂顾服务

7.25　紧急安置服务

8.　残疾人士的信息科技训练及支持

9.　特定基金

9.1　香港展能精英运动员基金

9.2　个人计算机中央基金

9.3　赛马会视力损伤人士信息科技计划（详细服务内容，可参阅香港社会福利署的网页：http://www.swd. gov.hk）

3.2.3　日间训练/住宿照顾服务申请

1. 康复服务中央转介系统（CRSRehab）

（1）服务简介——管理各类残疾人士日间及住宿服务的轮候册，以确保在转介程序及服务入住准则上有一致标准。除了社区支持服务可由申请人直接向有关服务单位提出申请外，所有日间及住宿服务的申请均须由社工转介往本系统进行登记。

（2）申请手续——可经由各医务社会服务部、综合家庭服务中心、特殊学校或康复服务的社会工作者转介，有关申请不会收取任何费用。

（3）程序手册及往后的更新——社会工作者可在社会福利署（以下简称"社署"）网页下载康复服务中央转介系统程序手册及往后的更新作为参考。

2. 康复服务中央转介系统轮候册数据更新

（1）学前儿童康复服务。

（2）早期教育及训练中心。

（3）特殊幼儿中心。

（4）幼儿园暨幼儿中心兼收计划。

备注：康复服务中央转介系统接受家长为两岁以下的儿童预早登记轮候特殊幼儿中心或幼儿园暨幼儿中心

兼收计划服务，但当有服务空缺时，这些儿童必须已符合基本入读条件，包括年龄已届两岁，方能合资格获得服务编配。一般而言，当中央转介系统收到服务单位通知有空缺时，便会为合资格的轮候儿童按其申请服务的先后次序和地区选择进行服务编配。

（5）残疾成人服务（包括弱智人士、肢体伤残人士、精神病康复者及视力损伤老人服务）。

3. 残疾人士住宿服务评估机制

（1）服务简介——自2005年1月1日起，所有弱智或肢体伤残人士住宿服务的申请人，必须先接受残疾人士住宿服务评估，待确定他们有需要住宿服务时，才可轮候或入住所需的住宿服务单位。经评估确定有住宿服务需要的申请人会根据所配对的服务类别，纳入轮候册上。至于被评定为没有住宿需要的人士，转介社工会转介他们接受其他适当的服务，例如日间训练或社区支援服务。申请人日后如因身体转差或家庭环境有变而需要住宿服务时，可要求重新接受评估。

（2）服务收费——此项服务是免费的。

3.2.4　残疾人士院舍发牌制度

1.《残疾人士院舍条例》

《残疾人士院舍条例》（下称《条例》，《香港法例》第 613 章）于 2011 年 11 月 18 日开始生效（第 2 部有关无牌照/豁免证明书营办院舍的罚则除外）。《条例》旨在通过由社会福利署署长管理的发牌制度，管制残疾人士院舍，确保残疾人士院舍的住客所获得的服务，能令他们在体格、情绪及社交方面均达到可接纳的标准。

《条例》于 2013 年 6 月 10 日起全面实施，任何人士在未持有有效牌照/豁免证明书的情况下营办、料理、管理或以任何其他方式控制残疾人士院舍将构成犯罪，经法庭定罪后可判处罚款（现时为港币 10 万元）及监禁两年，并可就罪行持续的每一天另处以港币 1 万元的罚款。

2. 牌照/豁免证明书

在《条例》生效前（即 2011 年 11 月 18 日前）已经存在但未能完全符合法例规定的残疾人士院舍营办人，可申请豁免证明书，旨在给予时间让原有院舍进行改善，以符合发牌规定和标准。在该日或以后所设立和开始营办的残疾人士院舍，应以发出牌照的方式加以规管，而非发出豁免证明书，以确保残疾人士院舍的服务达到法定标准，并能更有效地保障残疾人士的利益。

《残疾人士院舍条例》及《安老院条例》（第459章）彼此为互相豁免的条例。任何院舍如同时符合上述条例所规管的院舍定义，在互相豁免的原则下，该院舍营办人只需根据其中一个条例持有一个牌照，但不得同时根据两个条例申请牌照。

3.3 特殊教育服务

作为一个平等的社会，香港为有特殊教育需要的学童提供特殊教育，例如视力损伤、听力损伤、肢体伤残、智力残疾等。有严重特殊教育需要或多重残疾的学童，会根据专业人士的评估和建议以及家长的意愿，被转介至特殊学校以接受加强支持服务。而其他有特殊教育需要的学童，则可入读普通学校。现时，香港有60所获资助的特殊学校。

6岁或以上有特殊教育需要的儿童可享有免费和普及的基础教育。自2009—2010学年开始，随着新高中学制的推行，听力损伤儿童学校、肢体伤残儿童学校、智力残疾儿童学校、视力损伤兼智力残疾儿童学校及群育学校开始提供高中教育。自 2008—2009 学年起，所有获资助的特殊学校的小学及中学班级均为免费，而有经济困难的住宿生可申请减免住宿费。

3.3.1　评估及支持服务

特区教育局为怀疑有特殊教育需要的学生提供校本/中心的评估及支持服务。当局设有两间特殊教育服务中心，分别位于九龙塘及葵涌。

教育局提供的支持服务包括：为听力损伤学童提供教育听觉服务，为有言语障碍的学童提供校本言语治疗服务，为有学习、情绪或行为问题的学生提供教育心理辅导服务，同时还为家长及老师就如何管教残疾儿童提供意见和专业支持。

3.3.2　特殊教育服务简介

教育局为在学儿童提供全面的特殊教育服务。现时大部分服务以校本形式提供，而位于九龙塘及葵涌的特殊教育服务中心亦能提供部分服务，例如转介和学位安排服务及中心支持服务。

特殊教育服务的主要目标是及早识别有特殊教育需

要的儿童，为他们提供辅导服务，并防止轻微问题变为严重问题。

以下是教育局目前所提供的特殊教育服务概要：

1. 特殊教育支持服务

（1）为普通学校及特殊学校教师举办与特殊教育有关的在职培训活动及各类专业发展研习班/研讨会/工作坊。

（2）提供专业支持，推动公营普通学校以"全校参与模式"照顾学生的不同学习需要。

（3）推动特殊学校的专业发展和协作，提升学与教的效能。

（4）为教育机构及其他专业机构提供特殊教育专题讲座。

2. 转介及学位安排服务

为有特殊教育需要儿童的家长提供有关学位安排的专业意见，并根据个别需要，转介有较严重或多重残疾的儿童入读特殊学校。

3. 特殊教育资源中心

中心的网站提供特殊教育信息和教学资源让公众人士浏览，包括提供计算机设备、多媒体器材及借书服务，方便教师阅览教学资源和制作教材以及教育局教育资料便览（网址：http://www.edb. gov.hk/serc）。

4. 听觉服务

（1）为有持续听力障碍（听力损伤）的儿童提供听觉服务。

（2）为录取听力损伤儿童的学校提供专业支持及咨询服务。

（3）为学校人员及家长就有关听力损伤儿童的处理、教育及服务提供训练及辅导。

（4）研发支持听力损伤儿童学习需要的资源库。

5. 言语治疗服务

（1）为有言语障碍的学童提供评估及诊断服务。

（2）为有言语障碍的学童提供校本支持计划，并为教师及家长提供训练和辅导。

（3）为学校提供专业咨询、支持服务及监察校本言语治疗服务的推行。

（4）为特殊学校的言语治疗人员提供专业支持服务。

（5）举办培训及联网活动和研发评估工具及资源库。

6. 教育心理服务

（1）为有学习、情绪及/或行为问题的学生提供教育心理评估及辅导服务。

（2）就学校人员如何适切辅导有特殊教育需要的学

生提供咨询服务。

（3）为学校提供专业支持，以三层支持模式照顾学生的不同学习需要。

（4）研发甄别及评估工具和教学资源，以照顾学生的不同学习需要。

（5）举办培训和联网活动，协助学校人员和其他相关人士提升有关照顾学生不同学习需要的知识和技巧。

（6）支持学校处理危机事件。

7. 校本支持服务

教育局为每一所公营的普通小学及中学安排一位督学或特殊教育支持主任作为联络人，以协助学校推动共融文化及发展以学校为本的政策和措施，照顾有特殊教育需要的学生。

8. 中心支持服务

为在公营中小学校就读而在情绪、行为和适应上有较严重问题的学生提供在中心举办的短期匡导服务。

9. 学校伙伴计划

为设立"全校参与模式"的资源学校、特殊学校暨资源中心和特殊学校暨资源中心（群育学校）提供学校伙伴计划，以期通过教师专业交流、到校支持和分享教学资源，促进学校之间的网络支持。在 2015/16 和 2016/17 学年，共有 7 所小学资源学校、6 所中学资源学校、10 所特殊学校暨资源中心及 7 所特殊学校暨资源中心（群育学校）参与该计划。部分特殊学校暨资源中心亦提供短期暂读计划，主要是让在普通学校就读的智力残疾兼有严重适应困难的学生在有需要时入读。

（详细资料可浏览：http://www.edb.gov.hk/attach-ment/tc/edu-system/special/support-subsidy/specialschool/school-partnership-scheme/EDBCM15146C.pdf）

10. 其他服务

（1）特别考试安排——就各类有特殊教育需要的学生所需的特别考试安排提出建议。

（2）见习专业人士的培训——为修读教育心理、言语治疗、听力学课程的学生提供实习督导。

（3）咨询服务——向幼儿中心、特殊学校、普通学校、非政府机构及政府部门提供有关有特殊教育需要儿童教育服务的专业意见。

（有关"全校参与模式"的融合教育详细资料，请浏览以下网页：http://www.edb.gov.hk/sen）

资料来源：教育局网站。

3.3.3　特殊学校

香港特殊学校设立的目的，是为有特殊教育需要的儿童提供适当的教育，使他们享有与香港儿童与青少年真正平等的教育权利，以帮助他们充分发展潜能，成为社会上独立而有适应能力的人。

在现行的教育政策下，教育局会根据专业人士的评估与建议以及家长之意愿，将有特殊教育需要而适合接受特殊学校教育的学生，转介入读特殊学校，以便为该等学生提供更为专业而适切的教育服务，而其他有特殊教育需要的学童则可入读普通学校，例如下文介绍的肢体伤残儿童学校。

肢体伤残泛指中枢及周围神经系统发生病变，外伤或其他先天性骨骼肌肉系统发病所造成的肢体上残疾，导致某方面或多方面的日常活动受到妨碍或限制。常见的类别有脑麻痹、癫痫、脊柱裂及肌肉萎缩等，这些都会影响学生的行动、说话、书写及日常活动。

目前，特殊学校的经费主要由特区政府教育局资助，学校由非政府组织营办。而肢体伤残儿童学校教育服务主要由香港红十字会、香港耀能协会及香港基督教服务处提供。

至于学童因病需要较长时间住院接受的治疗，香港红十字会医院学校会为住院及日间医院之学龄儿童提供全人教育，予患病、受伤或身心有缺陷的儿童营造一个愉快的学习环境，使他们于留院期间，在健康情况容许的条件下，继续接受教育，务求减少学童康复后重返学校时学业衔接之困难。

 3.4　医院管理局为慢性病人提供的"病人自强计划"

患有慢性疾病的病人除了需要依期复诊，由医生跟进其病情外，亦需要在日常生活中细心自我护理，调整个人生活习惯，例如定时服药及控制饮食等。只有积极配合整体治疗方案，才能有效控制病情，令疗效相得益彰，同时可降低并发症出现的风险。

为提升慢性疾病病人的自我照顾能力，医院管理局通过购买服务方式，与非政府组织携手合作推行"病人自强计划"，为慢性疾病患者提供培训课程。现阶段主要服务合适的高血压或二型糖尿病患者，以期改善病人整体健康及生活质量。

"病人自强计划"主要向慢性疾病患者提供培训课程。医院管理局与非政府组织的护士、社工及专职医护人员会协助制定整个课程的大纲及内容，并教授慢性疾病的护理知识及有关自我管理和改善生活习惯的培训，为参与的长期病患者提供理论与技巧并重的培训课程。

通过改善病人的整体健康情况，不但可提升他们的自我形象，更可改善病人及家人的生活质量。参与计划的非政府组织会在完成课程后的半年内，以电话跟进参与病人的情况，解答他们的疑问并鼓励他们维持良好的生活习惯。

现时，全港已有 7 家医院联网提供"病人自强计划"服务，为参加者提供针对个人病患的综合课程。课程分两部分，一部分是学习疾病的知识，以配合医生的治疗。余下部分以小组形式进行，让参加者学习自我调节、管理疾病以及改善生活质量和自我形象。

病情稳定的二型糖尿病和高血压患者会经由医院管理局辖下普通科门诊诊所、家庭医学专科门诊转介到参与计划的非政府组织接受服务。

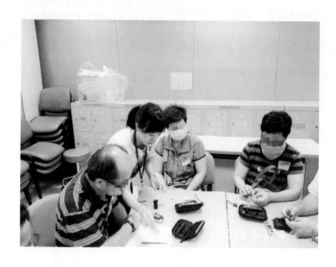

图 3–1　专业护士在教授血糖检测技巧

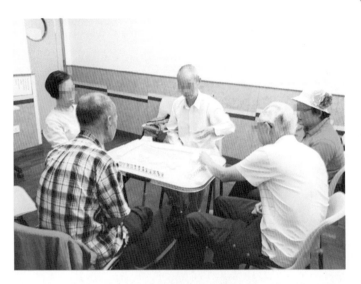

图3-2　利用打麻将，开展促使中风康复者的手部、认知
及言语训练

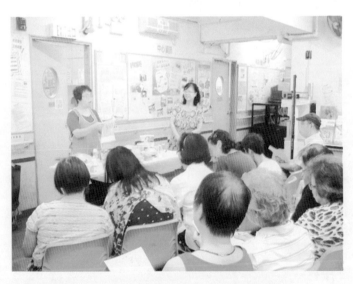

图3-3　糖尿病患者在分享低糖烹调技巧

第四章

介入模式

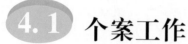

个案工作

    个案工作不限于个人辅导面谈，亦包括夫妇、家庭、亲子或伴侣联合面谈。目标可以是协助案主处理生活上的挑战及难题，也可以是成长导引，即帮助其厘清人生方向及认识自我。

4.1.1　个案工作整体目标

渲泄	按案主年龄、成长阶段、能力、意愿及处境，通过不同形式，如面谈、绘画、动作表达、音乐等，让情绪得以表达及被聆听。抒发情绪有助推动案主向前行
确认及接纳	情绪舒缓后，辅导员带领案主回到现实处境，推动案主感受、尊重及接纳现时的自己的情绪、状况和限制
行动	辅导员与案主共同订立正向辅导目标和行动计划，令他们发掘自己的能力和内在资源，相信改变是有可能的
迈向复原及愈合	从微小的改变作为介入点，跨出改变行动第一步，工作员从旁鼓励及给予正面的肯定，有助案主巩固其信心
转化	为经历赋予新意义及学习，促使其成为日后的成长资源
继续生活及同行	为问题再发生作预备，巩固案主在过程中解决问题的能力，扩阔他们的社交圈子及支持网络

图 4 - 1　厘清需求流程图

简单来说，希望通过辅导面谈，推动案主：

（1）认清及照顾自己的需求。

（2）为自己负责任。

（3）相信有能力为自己做决定。

（4）探索内在价值和资源，提升自我价值。

4.1.2　辅导过程

1. 个案分享

个案理论是多元化的，以下分享的个案主要以"沙维雅治疗模式"（Satir Model）为介入基础。沙维雅治疗相信，人有其价值及资源去处理自己的问题。其"冰山理论"旨在有系统地分析每个人的行为背后的不同应对姿态（包括讨好、指责、超理智、打岔、表里一致）、感受、观点、期待、渴望及自我。最终治疗目标为，学习自我欣赏及提升内在价值，让其为自己负责任。

（1）个案背景——

姓名：玥林（化名）　　年龄：34 岁　　性别：女

主要问题：丈夫因病突然离世，案主在情绪、生活及女儿照顾上出现了问题

（2）辅导目标——

● 让案主有能力处理自己及女儿的哀伤情绪。

● 发掘案主的内在价值及资源，重新规划新

生活。

● 让案主了解女儿的需要，为女儿照顾做出安排。

（3）主要技巧应用——

● 与案主一起探讨其"冰山"，让她了解及接纳自己情绪及背后的原因。

● 协助案主欣赏及发掘自己的能力，调校对自己和女儿的期望，从而为自己的生活做出选择和决定，将经历转化成为案主的内在资源，让其提升自我价值。

（4）过程及所用技巧——玥林（化名）丈夫刚离世3个月，遗下7岁女儿，由医生转介接受辅导服务。第一次在面谈室见面，她面无表情，十指紧紧地交错合着，偶尔一下的深呼吸声几乎能把房间的气氛凝固起来。

● 宣泄。要打开她的心扉并不容易，社工先把情绪评估量表给她自行填写，好让她有空间去整理思绪。"我不太懂繁体字"，她说罢把头垂得更低，泪水随之而落下。"不要紧，我们闲话家常吧，好像是因一些问题令你睡得不好，让你的双眼满布红丝！"工作员不等她的反应便直接问道。

纸巾、励志卡、肌肉松弛练习音乐碟及社区资源手册为"面谈室四宝"。她不断取纸巾拭泪，没打算停止哭泣，情绪在内心翻腾，或者是已压抑久了。有时，案主害怕在陌生人面前流泪，此时，社工只需静默地坐着，耐心地观察，适当时候轻拍她的肩膀或递上一杯热水，以示关心及支持，再配合一个舒适及隐私的空间，这些安排有助于案主释放情绪。

● 确认及接纳。以案主关心的问题作介入点较易建立关系。因此，待她稍为平伏，社工先以睡眠问题打开话题。过程中，玥林发现自己失眠原因不单来自丧夫之痛，还有期望用双倍母爱抵偿女儿失去父爱的压力。加上目睹丈夫离开，夜阑人静时的那份不安更令她喘不过气。接纳哀伤为正常过程、学习肌肉松弛技巧、调校对自己及女儿的期望、建立有规律的生活时间表、记下对丈夫的思念、与女儿一起怀念丈夫及学习一般睡眠卫生技巧，均有助于玥林改善失眠情况。

此外，玥林来港 8 年，为丈夫诞下女儿后，甚少踏出居住地区，要想一下子重新适应新生活殊不容易。她忘不了在香港迷路时的彷徨，亦挥不去抱着丈夫冰冷身躯时的感觉。除了细听她的经历外，更重要的是让她找回自己的力量和掌控感，重塑每个生活片段对她和女儿的影响及应对方法，引导她欣赏自己的问题解决能力、主动求助的勇气和对女儿照顾责任的担当精神。

3. 行动

从睡眠谈到家庭琐事、住房、女儿的情绪，再转到丈夫的离开，更重要的是，评估她的内在资源及问题解决能力，这样有助于跟她一起订立辅导目标，先处理自己情绪再处理女儿的行为及情绪问题，进而商讨可行计划包括：定期见医生及服药；保持每星期做运动或找朋友茶聚；保持女儿已往生活及课外活动模式；到邻近社区中心取活动章程。随后社工邀请她抽一张鼓励卡，上面写着："我要释放自己，与别人分享。"社工鼓励她找朋友倾诉，亦承诺代为跟进恩恤住屋进展。离开前，虽然她仍在身心俱疲的状态，但面容已稍为放松。

4. 迈向复原及愈合

在往后的6次面谈时，通过冥想松弛练习，让玥林进一步接触自己的感受和眼泪，并让她带入丈夫及女儿角色，对自己能力及未来的方向加以肯定。同时，又让她知道孩子对死亡的理解从而打破爸爸离世禁忌，与女儿一起走出丈夫死亡的阴霾。当然，她亦有情绪反复的时候，最难捱过的是团年饭这一关，但她最终明白了伤心和眼泪毕竟是正常不过的事情。因而抹干眼泪，让生活继续，才是她的当然选择。而每次面谈亦会订立不同的小行动，例如安排圣诞活动、读报纸练习广东话、参加社区中心亲子活动及邀约朋友等，鼓励她一步步地走出阴霾，将伤痛的泪水转化成思念。

5. 转化

玥林还会不定期地写信及日记，向丈夫报告自己及女儿的近况。现在她已考获保险经纪牌照，准备为自己及女儿的生活打拼。更重要的是她明白女儿也有自己的责任和能力，即使是 7 岁女儿，也能跟她共同面对家庭的变故，不能轻看小孩子的本领，根本不是她事事操心才是一个合格母亲。因此，学习放手是其作为母亲最重要的一课。同时，亦不能忘记好好照顾自己。

6. 继续生活及同行

个案结束前，玥林主动告诉我："医生曾问我是否需要一些经济援助渡过困境，我婉拒了，因为他对我的关心令我感到了自己的价值，所以我叫女儿一定要学会感恩，记住有很多人曾经从旁帮我们渡过难关。"玥林不单珍惜自己和身边的人，更能把正面想法和能量带到女儿成长中。

4.1.3　危机介入

除了情绪辅导，社工亦有机会面对高危个案，包括虐儿、自毁倾向或行为、伤害他人或暴力（包括身体或精神）行为甚至涉及严重犯罪的行为，这些均需适时处理并作详细记录。而社工亦需向案主阐明，涉及危机介

入，我们必须以案主及其身边人的安全为原则，按需要
通知相关部门或人士，作即时处理及介入。

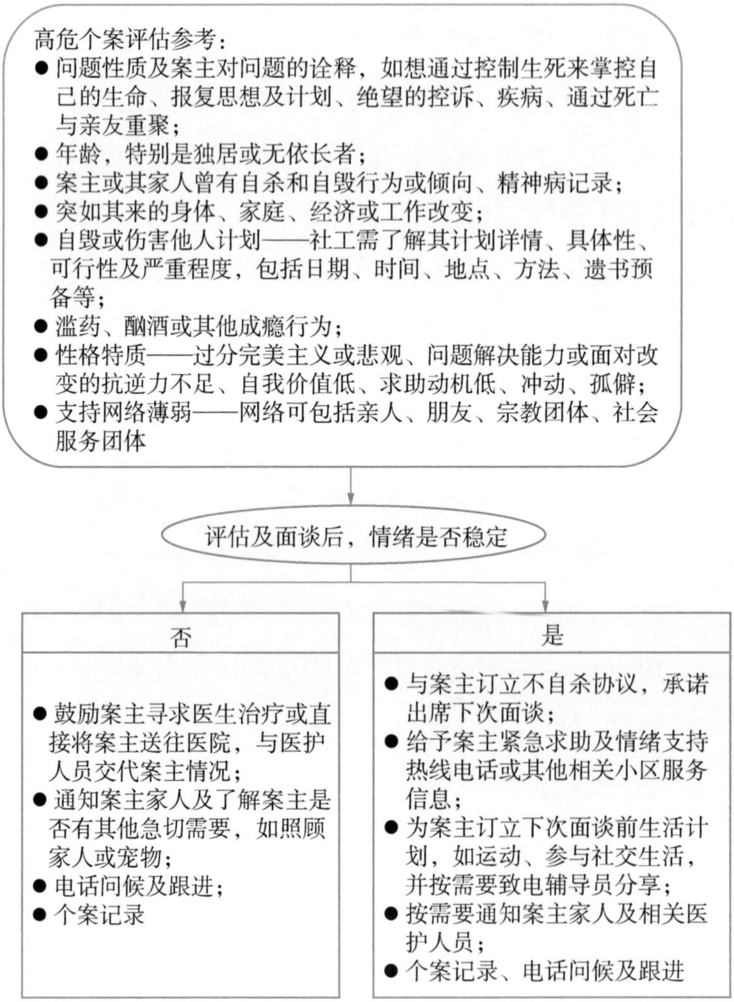

高危个案评估参考：
- 问题性质及案主对问题的诠释，如想通过控制生死来掌控自己的生命、报复思想及计划、绝望的控诉、疾病、通过死亡与亲友重聚；
- 年龄，特别是独居或无依长者；
- 案主或其家人曾有自杀和自毁行为或倾向、精神病记录；
- 突如其来的身体、家庭、经济或工作改变；
- 自毁或伤害他人计划——社工需了解其计划详情、具体性、可行性及严重程度，包括日期、时间、地点、方法、遗书预备等；
- 滥药、酗酒或其他成瘾行为；
- 性格特质——过分完美主义或悲观、问题解决能力或面对改变的抗逆力不足、自我价值低、求助动机低、冲动、孤僻；
- 支持网络薄弱——网络可包括亲人、朋友、宗教团体、社会服务团体

↓

评估及面谈后，情绪是否稳定

否
- 鼓励案主寻求医生治疗或直接将案主送往医院，与医护人员交代案主情况；
- 通知案主家人及了解案主是否有其他急切需要，如照顾家人或宠物；
- 电话问候及跟进；
- 个案记录

是
- 与案主订立不自杀协议，承诺出席下次面谈；
- 给予案主紧急求助及情绪支持热线电话或其他相关小区服务信息；
- 为案主订立下次面谈前生活计划，如运动、参与社交生活，并按需要致电辅导员分享；
- 按需要通知案主家人及相关医护人员；
- 个案记录、电话问候及跟进

图4-2　高危个案介入流程

4.1.4　介入技巧

1. 促进案主投入辅导过程

（1）第一次面谈成效直接影响案主未来参与辅导的动机，社工需于辅导初级阶段，厘清案主问题、需要、期望及达成参与协议。

（2）订立正向目标：

● 部分求助人期望借助辅导去改变身边的人和处境及离开现时情绪状况，这些也较难达到辅导成效。正向目标是要案主了解自己的合理期望，在自己能力及掌控范围内订立，更重要的是愿意付诸行动。

● 不少案主的目标是"我不想那么伤心和辛苦""我不希望他这样对待我""我很想离开现时处境"。这些都不是正向目标，正向的意思是指案主"想"怎样，"理想的处境"又会是怎样？

（3）问题参考：

"你对辅导有什么期望？""你期望有什么改变？""你可做些什么达到这个改变？""如身边的人和环境暂时不能改变，你可以怎样？""你既然不想那样辛苦，你希望自己的情绪会是怎样？可如何做到？"

2. 提升案主对问题解决的责任

（1）不少案主在面谈室总是抱怨"是他令我这样……""如不是他，我不会……"，若案主把问题归咎他人，他们便很难重获掌控感。社工需先了解案主如何理解"问题"的发生及让案主明白"问题本身不是问题"，"如何应对问题"才是重点。因此，工作员要鼓励案主正视问题的发生、自己的能力和责任，并为自己做决定。

（2）以身体症状作为介入点——华人较西方人内敛且较少表达情感，如辅导过程太偏重情绪抒发或会令案主却步。因此，配合处理情绪而引致的身体反应会提升案主的参与动机，如以深呼吸技巧来减轻焦虑带来的心悸、用简单穴位按压来舒缓头痛等。

3. 问题解决

（1）界定清楚问题及目标后，邀请案主商讨至少三个解决问题的可行方案，再分析不同方案的利弊，选其一付诸实施。

（2）如有需要，可结合不同社区资源或邀请支持者。

4. 分散注意力

（1）在思想上，可协助案主列出不同清单，如感恩或欣赏，扩阔其思维模式，学习从生活细节中学会知足，多考量自己的拥有、自己或别人的优点。

（2）在行动上，应通过与案主一起订立行动计划，推动他们规划有意义和有目标的生活，参与社交及户外活动，保持与人接触。同时，让其学习善待自己，列一张开心行动清单及培养兴趣。这些行为改变可提升案主的动力并改善其情绪。

（3）小贴士

❀❀ 肌肉松弛练习 ❀❀
- 肩膀向上缩起，静止 3 秒；
- 再向下拉，静止 3 秒；
- 重复动作数次；

★ ★ ★ ★ ★ ★

- 双手垂下放两旁；
- 握拳及吸气，5 秒后放松；
- 呼气；
- 重复动作 8~10 次

❀❀　深呼吸练习　❀❀
- 找一个舒适的位置，躺或坐下来，闭上双眼；
- 用鼻深深吸入一口气，以口轻轻呼气，在每次呼吸时，都全身放松，呼吸过程尽量放慢；
- 重复深呼吸练习三四次；
- 想象自己去了一处美丽而写意自在的地方，并让自己好好地享受一下这个旅程；
- 心里和自己说："我可以抖一阵""我享受那一刻舒服自在的感觉"；
- 如果烦扰的事于过程中出现，在心里和自己说："随它去啦"；
- 再进行深呼吸一二次，继续享受此刻的感觉，让自己自然地进入休息状态

❀❀　订立行动计划小贴士 ❀❀
- 做什么？
- 做多少／做多久？
- 啥时做？
- 一星期做多少次？
- 多大信心？（七成或以上信心）

备注：如案主完成行动计划的信心少于七成，建议案主调整计划。建议初时订立较易成功的计划，的增加案主投入及成功感

行动计划例子
- 做什么？　　约朋友吃饭或致电倾诉
- 做多少／做多久？　探望朋友2小时或电话倾诉半小时
- 啥时做？　　预计星期六下午
- 一星期做多少次？　1 次
- 多大信心？（七成或以上信心）　8 成

备注：如案主完成行动计划的信心少于七成，建议案主调整计划。建议初时订立较易成功的计划，以增加案主投入及成功感

我相信我有能力，我欣赏自己：
- _____
- _____
- _____

我感恩我拥有：
- _____
- _____

图 4-3　个案介入技巧小贴士

4.1.5 个案记录

有系统的个案记录有助日后跟进、转介或检讨，一般个案记录会包括以下数据：

（1）第一节面谈及评估——

● 基本数据（面谈日期、记录日期、面谈社工、转介来源、案主姓名、年龄、性别、地址、电话、婚姻状况、紧急事故联络人）。

● 详情（身体状况、家庭背景及关系、情绪状况、财政状况、社交及支持网络、问题评估、辅导目标、已提供或现正接受的社会服务、跟进事项、危机介入）。

（2）跟进面谈——面谈日期、记录日期、面谈社工、个案进展、辅导目标修订、已提供服务、危机介入。

（3）个案结束——

● 面谈日期、记录日期、面谈社工、个案进展、已提供服务、其他服务转介。

● 个案结束前，社工与案主商讨一张求助电话清单，并提醒如图4-4所示情况持续出现两星期，应再次寻求协助。

- 对朋友或活动失去兴趣；
- 睡眠困难、睡眠方式改变、睡眠中断或睡眠多于往常；
- 饮食习惯改变；
- 非刻意的体重改变；
- 对个人照料或打扮失去兴趣；
- 情绪低落；
- 对被关注和性失去兴趣 / 抗拒别人关心；
- 有自杀想法；
- 因粗心大意或不能集中精神而频繁地发生意外；
- 自我形象降低 / 不喜欢自己；
- 经常与人争论或容易发脾气；
- 缺乏能量，总是感到疲惫；
- 头脑混乱，不能集中精力，就是简单事情也很难做出决定

图 4 - 4　再次寻求个案介入的情形

4.1.6　督导角色

要提升服务质量及有效介入服务，持续的督导及技巧训练对社工尤其重要。督导可邀请同事于面谈时，在得到案主的同意后，进行面谈录音或录像，亦可定期查看社工的个案记录，从中给予意见或讨论个案介入的方向、计划和技巧。而督导亦可在面见同事前先作准备，订立面见目的及商谈内容，为同事订立有系统的工作发展计划或安排不同理论技巧训练。同时，定期召开个案会议更有助于集思广益，同工需预备特别个案的记录，

让团队一起讨论，更可按需要邀请其他专业人士，如心理学家、医生等提供意见。

4.1.7 总结

社工是一助人专业，在别人有需要时，有机会成为他们的同行者，在案主身上，社工体会到人生的不完美，亦要从不完美中学习知足，把难关转化为成长机会和人生历练。最后，为读者送上"ACCOUNT"这个字，可作为我们的工作提醒，其具体内容如下：

Appreciation：学习欣赏自己和案主。

Curiosity：抱着好奇心去发掘案主的潜能和内在资源。

Creativity：发挥我们的创造力，用不同媒介和方法去制定辅导计划。

Openness：保持开放的态度，赋予人生各种不同的可能性。

Use of humor：幽默感有助建立工作关系。

Non-judgmental attitude：秉持不批判的态度，我们可以不认同案主的行为和选择，但必须学会尊重他们的独特性和价值。

Techniques：持续的技巧训练和学习。

4.2 认知治疗小组——"心情新角度"情绪管理小组

4.2.1 背景

根据世界卫生组织（WHO, 2004）的定义，长期病（Chronic Illness）是指需要多年、甚至数十年持续料理的健康问题。在 2014 年 12 月香港特区政府统计处公布的第 62 号专题报告书（残疾人士及长期病患者）中指出，香港有 1 375 200 人需要长期（即持续最少 6 个月时间）接受药物治疗、复诊或打针服药以治疗某种（或多于一种）疾病，约占全港总人口的 19.2%。另外，据香港复康会 2003 年委托香港理工大学所进行的"香港人对健康的自我管理"调查显示，约有一半（48.6%）的受访者有至少一种健康问题，约两成（21.6%）有两种或以上健康问题，约一成（8%）甚至有三种或以上的健康问题。由此可见，长期病或慢性健康问题在本港是十分普遍的。除此之外，部分长期病患者缺乏自我照顾能力，在日常生活中，需要依靠家人的照料，这类需照顾者的数目亦不在少数。

4.2.2　问题分析——

患者及照顾者的情绪困扰

　　患者除了面对不同的身体残疾外，他们的心理社交状况亦会受到影响，负面情绪（如抑郁、焦虑等症状）时有出现（Chan，1997）。"香港人对健康的自我管理调查"（香港复康会，2003）亦反映，超过一半的受访者（51.4%）表示长期病或持续的健康问题会引致情绪困扰。另外，"中年长期病患者照顾者压力调查"（香港复康会，2005）亦发现，照顾家属面对着很大程度的压力以及情绪困扰。若不能适当地减轻压力、管理情绪，对照顾家属的健康状况、生活质量及患者的康复进程，有着极负面的影响（Christensen et al.，1999）。有鉴于此，学习适当的方法管理情绪，确实刻不容缓。因此，"情绪管理"应被视为长期病康复过程中的重要一环。

4.2.3　理论基础及应用简介

1. 认知过程与情绪困扰

　　亚伦贝克认知模式（Aaron Beck，Cognitive Therapy）认为，个人的情绪困扰及负面行为，源于扭曲的认知过程，其中包括思想陷阱、不良规条以及负面核心价值（Beck，1995）。而患有长期病或有慢性健康问题的人士，若有高程度的扭曲想法指数，其抑郁状况亦会更加明显（Smith et al.，1988）。

2. 为何采用认知治疗小组模式

认知治疗被界定为管理情绪及减轻情绪困扰的有效心理治疗模式。在美国等地已普遍被用于医治各类情绪病，并被认为适合亚洲人士。另外，认知治疗的理论架构清晰简单，通过有系统的练习，便可以改变个人思想上的谬误，从而管理情绪、减轻困扰。这一治疗模式能运用于个人辅导或小组中。据笔者过往的经验，其被运用在小组中，组员一般易于掌握，且在小组结束时，如果掌握了这一模式，它是可以被运用于日常生活实践之中的。香港的临床经验及外国的研究显示，认知治疗小组的参加者，无论在整体精神健康、正面情绪方面均有显著的提升，负面思想也会明显地减少，而且还能使参与者更有效地适应压力。自2003年起，香港复康会便开始举办以认知治疗为主要理论架构的"心情新角度"情绪管理小组。

4.2.4 认知治疗法的理论框架

（1）个人的情绪及行为反应，源于我们理解（Perceive）及解释（Interpret）相关处境的结果，并非由相关处境直接引致。

（2）我们对该处境的解释（Interpret）及建构（Construct），即认知（Cognition），可直接引致我们的情绪、行为及身体反应。

（3）负面想法可引致情绪困扰及问题。

（4）我们较易留意情绪反应，但往往忽略我们当下对该处境的想法。

（5）我们可以通过系统的练习，认识自己面对不同处境时的想法，从而加以修订，建立新的认知模式。

（6）有系统的练习包括：

● 通过分析个别处境，分辨情绪、行为、身体变化及当时的想法。

● 重新检视当时想法的正确性、益处，并通过多角度思考，建立新的想法。

● 持续及重复的尝试，有助我们的思维模式变得有弹性。

● 若有更佳效果，需要进一步理解个人的信念/规条。

4.2.5 认知治疗法的基本概念

认知治疗的基本概念（Basic Concepts）包括：

（1）情绪（Emotion）。

（2）行为（Behavior）。

（3）身体变化（Physiological Response）。

（4）引发事件（Event）。

（5）认知（Cognition）——

● 当时想法（Automatic Thought）；

● 信念/规条（Belief/Rule）；

● 核心信念（Core Belief）。

下图阐释的就是情绪、行为、身体变化、引发事件与认知之间的关系。

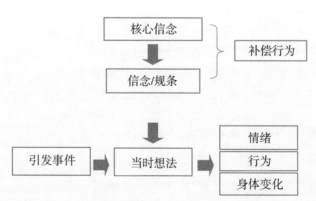

图4-5 情绪、行为、身体变化、引发事件与认知之间的关系
（有关亚伦贝克认知治疗手法，可参考以下网页：www.beckin-stitute.org/）

4.2.6 认知治疗的目的

（1）协助案主确定他的负面想法并且检视及改良它。

（2）介入焦点在于改良负面想法（即那些被扭曲的想法）。改良的程度及方向，最终由案主决定。

（3）帮助案主建立"确定、检视及改良负面想法"的习惯。

4.2.7 认知治疗的基本技巧

1. 确定当时的负面想法（Identify Negative Automatic Thoughts）

（1）意识到情绪的变化。

（2）请案主形容出现情绪变化时的处境。

（3）社工可用这些问题：

- 当时你在想些什么？

- ……对你来说代表什么？你认为是……

- 你最失望、最难过的是什么？

（4）要进行检视（Evaluating）及改良（Modifying），必先确定（Identifying）自己的想法是否有偏差或有破绽（Thinking Error）。

（5）剥洋葱技巧（Downward Arrow Technique）——由最表层向内探索，从而掌握对方的核心假设及信念。

（6）尽量由案主自己确定当时的想法，如由社工提出，则必须得到案主的确定。

2. 认识思想陷阱（Antomatic Thinking Errors）

（1）非黑即白——"绝对化"——误以为事情只有一个绝对的结果，不可能存在其他可能性。

（2）大难临头——把事情的严重程度放大，推至"灾难化"的地步。

（3）揽责上身——"个人化"——有不好的事情发生、不理想的结果出现，就认为是自己的责任或认为是自己做得不够好。

（4）怨天尤人——当事情发生时，总是埋怨其他人或外围环境。

（5）妄下判断——在未有任何事实根据时便做出判断。

（6）贬低成功经验——就算做得再好，也总是贬低这些成功经验的价值，或认为每个人都可以做到，这不算什么成就。

（7）打击自己——经常不自觉地贬损自己，未开始做就已认输。

（8）情绪主导——凭感觉下判断做结论，忽略了客观事实。

（9）左思右想——犹豫不决、优柔寡断，总是"天使""魔鬼"左右摇摆。

（10）猜度人意——揣测别人的行为及神态背后的心思意念。

3. 检视负面想法（Evaluate Negative Automatic Thoughts）

（1）如当时负面想法是"问句"（questions），则改为陈述句（statement）：

● 问句——我是否应付得来？

● 改为——我是不能应付的。

（2）确定该负面想法是哪些思想陷阱——你认为你是否跌进了某种思想陷阱？

（3）社工不要直接挑战小组组员的想法，相反，应协作式地寻找实际情况（Collaborative Empiricism）。

（4）测试其真实度（Test for Validity）——有什么证据告诉你，你这想法是真实/并不真实？

（5）测试其完整度（Test for Completeness）——你有否得悉事情的全部？有没有一些部分是你不清楚的？

（6）测试其可能性（Test for Validity）——最差会怎样？最好又会怎样？最可能会怎样？

（7）测试其益处（Test for Usefulness）——

● 如果你深信不疑/继续想太多，对你（解决这事）有何益处/用处？

● 如果你能够换个角度看，对你（解决这事）有何益处/用处？

（8）尝试从别人的角度看（Test for Perspectives of Third Party）——如果你有一位朋友遇到相似处境，你会否这样看呢？

4. 如何在小组内改良负面想法

（1）步骤一：使用"刻度问题"（Scaling Question）——

● 当下这种心情有多少分（由 0 到 10 分）？当下你有多相信这想法？

● 现在冷静下来，又有多相信这样的想法？

● 如两者有分别，请他想想个中原因。

（2）步骤二：运用小组动力——

● 其他组员有何看法？

● 从其他组员的角度看，所获得的启示是什么。

● 获知其他组员的看法/反应后，你有什么启发？

（3）步骤三：再次使用"刻度问题"——如果你这样看，这种心情有多少分？再回想一下有否跌进思想陷阱。

5. 远离思想陷阱的"五常法"

（1）常留意警告信号——留意情绪起状时的身体变化（如心跳、出汗）。

（2）常让脑袋"停一停"——唤停你的警告信号、负面想法——深呼吸、吞口水、数 1/2/3、望向远处、对自己说"停下、够了！""好了，不好就重来！"

（3）常反问自己：

● 这个想法是真的吗？有无其他可能性？

● 就算是真的，我想得再多，又有何好处呢？

（4）常备聪明卡——正面鼓励自己的说话。

（5）常分散注意力——正面行为。

6. 运用"五常法"时需注意的事项

（1）确认（Acknowledge）案主的负面感受。

（2）强调负面情绪的改变幅度。

（3）介入点——不要太迟。

（4）订下合理的期望——不仅要记录成功的经验，还应预测到有可能会失败。

（5）在不同的处境下，合并使用"五常法"。

（6）注入希望。

（7）不是判断"对"与"错"，而是强调负面影响。

（8）如组员很抗拒，则应适当地暂停该讨论。

4.2.8　小组目的及课程结构

1. 主题

"情绪管理"与"身心康复"。

2. 小组目的

协助参加者掌握如何管理个人的情绪，减轻心理困扰。

3. 活动目标

情绪管理小组活动能让：

（1）参加者的整体精神健康状况得以改善。

（2）在认知方面，辨识自己的认知谬误，减少扭曲想法及建立正向思维。

（3）在情绪方面，减少负面情绪及增加正面情绪。

（4）在行为方面，增强面对困扰的应对能力，增加正面行为，建立健康生活模式。

4. 节数/时间

共8节，每节2.5小时，通常为每星期1节。另有两节重聚日，即在第八节完成后，每隔1个月安排一个重聚日。

5. 小组对象

（1）患有长期病/有慢性健康问题的人士以及长期

病患者的家属（申请者必须通过组前评估以确定其参加
资格）。

（2）一般而言，以下人士并不适合参与小组，包括
患有严重抑郁症或焦虑症者；具有明显的思维或沟通困
难者；处于活跃期的精神分裂症患者。

（3）同一家庭的患者及其照顾家属，不应被安排在
同一期小组内。

6. 每组人数

12 人。

7. 评估方法

本小组采用以下 4 种评估工具，在小组前及小组后
做比较，包括"身体和精神健康状况量表"（GHQ –
12）、"自动思维问卷"（AT – 30）、"应对能力量表"
（COPE）及"情绪评估量表"。

表4-1 "心情新角度"情绪管理小组组前评估表

参与组别: _____   组员姓名: _____

性别: _____   年龄: _____   患者/家属: _____

(请删去不适用)

所属病科: _____   联络电话: _____

住址: _____

身体/家庭/就业/精神健康状况:

_____

_____

_____

_____

最近有何情绪困扰? 如何处理? 当时你正在想什么?

_____

_____

_____

_____

对参与小组的期望:

_____

_____

_____

_____

表4-2 "心情新角度"情绪管理小组内容及课程大纲

	主要内容
第一节	■ "我的愿望树" ■ "情"源错配 ■ 情绪根源
第二节	■ "心情温度计" ■ 身心思维自我分析 ■ 思想陷阱的"来源与形态"
第三节	■ "心情温度计" ■ 身心思维自我分析 ■ 我的思想形态 ■ 我的警告信号 ■ 自我反问
第四节	■ "心情温度计" ■ 远离思想陷阱"五常法" ● 常留意身体警告信号 ● 常唤停负面思想 ● 常自我提问 ● 常备聪明卡 ● 常分散注意力
第五节	■ "心情温度计" ■ 远离思想陷阱"五常法" ■ 开心行动 ■ 规条别狂傲

续上表

	主要内容
第六节	■ "心情温度计" ■ 远离思想陷阱 "五常法" ■ 开心行动 ■ 规条重温 ■ 理想生活投资计划
第七节	■ "心情温度计" ■ 远离思想陷阱 "五常法" ■ 均衡生活，开心行动
第八节	■ "心情温度计" ■ 我都做得到 ■ 将心意尽诉

备注：每节具体内容见全书附录。

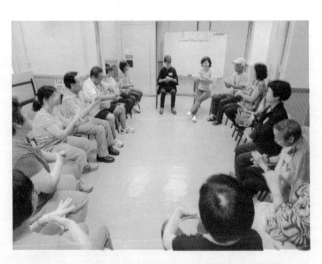

图4-6　学习简易拾巧手，助你入眠好帮手

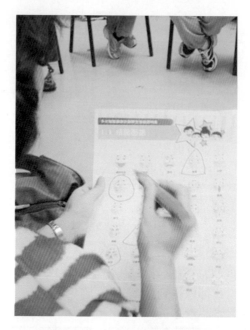

图4-7　认识自己最重要

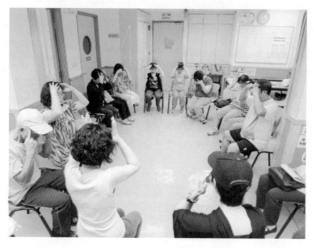

图4-8　穴位自疗随时按（由病友义工带领进行自强运动操）

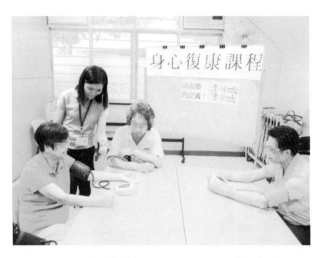

图4-9　血压与情绪的关系（小组跟你一起做实验）

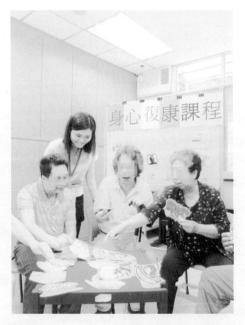

图4-10　运用集体智慧找出思想陷阱

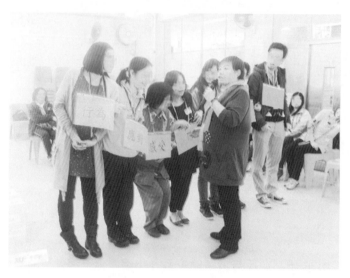

图4-11　看清自己行为背后的感受及内心需要

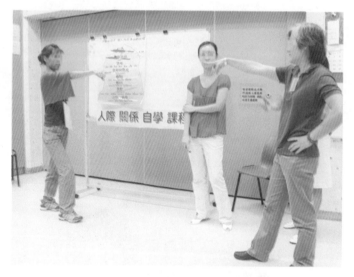

图4-12　组员在学习"沙维雅治疗模式"

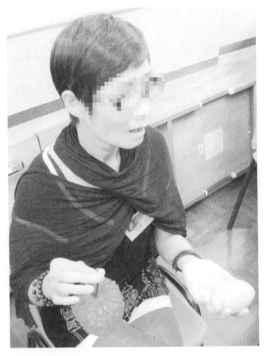

图 4 - 13　回望人生的甜酸苦辣

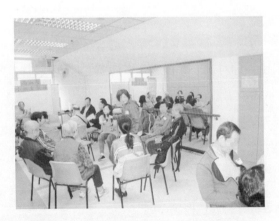

图 4 - 14　预防高血压，我们有办法

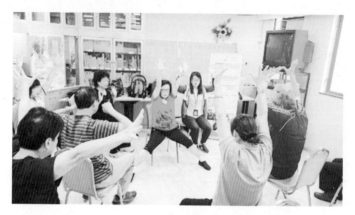

图4-15　病友义工带领进行自强运动操

表4-3　"心情新角度"情绪管理小组分节计划

"心情新角度"情绪管理小组

参加者满意程度问卷

各位组员：欢迎您参加"心情新角度"情绪管理小组，请您用少许时间填写以下资料，以便对本课程作检讨之用，多谢合作！

第一部分：

1. 整体来说，你对这个课程感到多满意？

　　□ 1. 非常不满意

　　□ 2. 不满意

　　□ 3. 满意

　　□ 4. 非常满意

2. 你对导师的表现感到多满意？

　　□ 1. 非常不满意

□ 2. 不满意

□ 3. 满意

□ 4. 非常满意

3. 如果你的朋友正想参加一个类似主题的课程/小组/活动，你会否推荐这个课程给他呢？

□ 1. 肯定不会

□ 2. 多数不会

□ 3. 多数会

□ 4. 肯定会

4. 你会否考虑再参加社区康复网络为本病科举办的其他课程/小组/活动呢？

□ 1. 肯定不会

□ 2. 不会

□ 3. 会

□ 4. 肯定会

5. 你认为这次课程是否达至原定之目标？

□ 1. 完全不达至

□ 2. 小部分达至

□ 3. 大部分达至

□ 4. 完全达至

6. 整体上，课程哪些部分最令您欣赏？

_____

_____

_____

_____

7. 您认为课程哪些部分需要作出改善？

_____

_____

_____

8. 完成这个课程后，您觉得您在哪些方面有所改变呢？

_____

_____

_____

9. 请填上其他的意见。

_____

_____

再次感谢您的参与及所提供宝贵的意见！

4.3 社区工作

4.3.1 引言

全世界共有 10 亿残疾人，占全球总人口的 15%。不同类型的残疾人一直跟我们生活在同一社会内，包括精神病康复者、智力残疾、听力损伤、肢体残疾及慢性疾病患者等。或许你我都曾与他们擦肩而过，但到底他们的生活面貌和社会角色如何，他们和我们拥有一样的工作、家庭、志趣和追寻理想的空间吗？还是因听不见、走不动或需长期服药，便只能成为长期受政府资助的群体呢？而社会工作者作为助人之专业群体，又能在当中担当什么角色呢？

世界卫生组织（以下简称"世卫"）总干事陈冯富珍女士在 2014 年"国际残疾人日"的致辞中提到："残疾限制了他们参与家庭、社区和政治生活的机会。与无残疾者相比，残疾人有着不良健康结果，学业成就偏低，参与经济生活的机会较少，且贫困率较高，是世界上最为被边缘化的群体。"

显然，残疾人的"不能"，是因社会而并非仅仅由身体原因所致。社会工作的使命是解决社会问题，协助弱势社群适应生活，并倡导社会公平和正义。通过康复社会工作，协助残疾社群维护应有的权益，争取合理的资源和机会，享有自由选择的自主权，消除社会上的偏见和歧视，将是康复社会工作者的愿景与理想。世界卫生组织自 1980 年代起便将社区康复模式视为残疾工作介入战略，以此侧重提高残疾人及其家庭的生活质量，满足其基本需求并确保其融入和参与社会，从而使残疾人有能力获得并受益于教育、就业、卫生和社会服务。

4.3.2 模式简介

1. 社区康复模式

社区康复模式（Community-based Rehabilitation）是近些年世界上广泛流行的残疾人康复工作模式和方法，由"世卫"于 1978 年在国际初级卫生保健大会及倡导"人人享有健康"的《阿拉木图宣言》之后发起。2003 年，在赫尔辛基召开的国际社区康复回顾与咨询大会及 2004 年国际劳工组织（International Labour Organization，ILO）、联合国教科文组织（United Nations Educational，Scientific and Cultural Organization，UNESCO）以及世界卫生组织的共同文件中，社区康复被重新定义，其目的是使所有残疾人享有康复服务，实现机会均等并充分参与社会政治经济文化生活。它视"社区"为残疾人获得康复、参与、生活、展能的最真实场所。李楚翘（1997）指出，社区康复就是要支持残疾人在社区内生活，并且能联系到区内的社群，共同分享彼此相联和归属于社区的感觉。以"人在情境中"的观点分析，导致残疾人问题产生的原因，并非残疾人个人无能，而是社会未能为其提供充分的资源和机会。因此，需要通过残疾人及其家庭、组织和社区、政府和非政府的相关卫生、教育、职业、社会及其他服务部门的联合努力，才能令相关障碍消除，从而让残疾人得以行使其公民权利和人权，并最终过上有质量和有意义的人生。

社区康复的重要理念是：

（1）处理残疾人的基本及特殊需要。

（2）从个人层面扩展至社区层面。

（3）包容性需要从社区做起。

（4）建立家人及社区人士对残疾人士的承担力。

（5）由社会融合延伸至社会包容。

（6）由消除障碍延伸至残疾人主动参与。

（7）倡导自力更生、均等权力及机会。

（8）扶贫。

（9）全面安康。

图 4 – 16 的社区康复矩阵图（Community – based Re-habilitation Matrix），系统地展示了残疾人在社区中的不同需要，包括健康、教育、谋生、社会、赋能 5 个关键部分。该矩阵图以可以选择的最合适的当地需求和资源、最急切解决的问题为基本结构框架，力图以此保证残疾人能从所有相关层面受益。

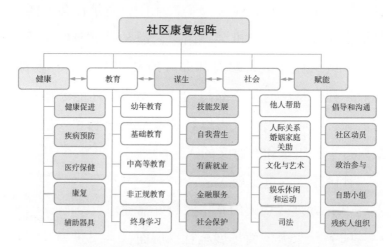

图 4 – 16　社区康复矩阵图（Community-based Rehabilitation Matrix）

2. 社区工作

社区工作（Community work）是什么？联合国的定义是，"社区工作是让民众自己参与政府机关工作，协同改善社区经济、社会及文化情况，将社区和整个国家的生活融为一体，使他们对国家的进步有充分贡献的一种流程"。莫泰基（1995）指出，"这个流程包含两个要素：一是民众本身以自发的精神，参与改善自己群体的生活水平；二是鼓励以自助互助的精神，有效地提供技术和其他服务"。

卢谋华（2007）将社区工作定义为，"社区工作是一组织与教育的行动过程，在这一过程中，社区工作者协助居民组织起来，参与行动，经由研究社区共同需要、协调社区各界力量、动员社区内外资源、采取自助行动计划等步骤，以达成解决社区共同问题，发展社区合作精神、提高居民生活素质与促进国家整体建设的目标。"

从以上的界定中，莫泰基（1995）疏理出社区工作的 7 项理念：

（1）意识提升过程。

（2）居民集体参与。

（3）共同找出、表达和解决问题。

（4）增强社会功能。

（5）改进社会环境。

（6）改善社会关系。

（7）倡导社会公平正义。

很多人或会片面地认为，社区工作只是激烈的、引起冲突的行为，这个观点纯粹着眼于利用"社会行动"来组织居民集体表达诉求这一方法的负面影响。但就社区工作的内涵而言，它是通过推动社会变革、提高居民生活素质、彰显人的价值和社会公平正义精神的过程。在这一过程中更多地采用的是建立沟通、促进讨论、互相分享、游说表达、出席参与、解决问题、发掘资源等方法，其目的是通过建立助人自助关系，达致社会公平正义。

4.3.3　理念简介

1. 人在情境中及系统理论

残疾人是一深受环境影响的群体。大众普遍只能看见他们生理上的缺损，并进而把他们的一切结果和境遇归因于这一缺损，却往往忽视了环境因素对其所造成的影响和障碍。事实上，很多肢体残疾人在重返社区后是不断努力寻找工作，祈求让生命重回正轨的。但社会人士对他们的工作能力和效率会有所怀疑，并认为聘请他们需要提供环境上的改装配合和辅具支持，会增加财政成本。在这个事事讲求高效的社会环境里，残疾人往往一职难求。即使有雇主愿意提供机会，但现时无障碍公共交通及环境仍滞后的状况，也为残疾人的出行造成了很多不必要的麻烦。加上都市生活节奏急速，社区人士容易视他们是"麻烦制造者"，认为他们扰攘交通。这逼人的环境，无形中使残疾人处于压力之下、自我否定之中，其无助感随之而生。

单凭他们一己之力要重建生活和参与社会，谈何容易。要协助他们走出困局，只关注改善残疾人的功能康复及心理素质显然是不够的，这需要从改变社会环境、政策制度、社会氛围、价值观念入手。

这种强调"人在情境中"的观点，是当前社会工作对人的行为表现出基本立场。"人"不只是从生理方面来理解的，在不同环境中，人还会因为成长环境和经验之不同而有不同的行为表现。借助"人在情境中"的观点进行分析，便能重视个人特性和其内在动力，更重要的是能同时理解社会环境系统以及人和情境的交互关系及互为影响问题，从而重视环境因素所引发的人的社会性的变化。系统理论正是基于"人在情境中"的观念，对人与人、社会、文化等不同层次的互动及系统影响展开分析的。

因此，Baker（1999）指出，社会工作者在进行实务工作时，要协助人们改变以适应改变的结果，并确认哪些系统的改变是必要的，促使未能满足人们需要的系统有所改变以及减缓或预防对人们有害的改变。前者的目的倾向于让社会工作者接触目前处于需要中的人，协助服务对象在改变过程中提升判断和执行能力；而后者侧重于让社会工作者在资源分配方面发挥影响力，影响形成和制订相关社会福利政策的人及组织，从而在整体上系统帮助个人、群体、社区增强或恢复残疾人的社会功能。

由上述定义可得出的结论是，社区必须为个人提供适当的资源，以使个人能够与环境发展正向的互动关系，从而获得需求的满足。

2. 社会包容和增能

社会包容（Social Inclusion）的目的是消除歧视和误解，促使残疾人士重新融入社会。要达到这个目标，需要同时改变残疾人士、健全人士以及社会环境。故此，社会包容的理念包括四个层面的增能（Empowerment）：

（1）在个人层面，旨在了解个体的需求、困难、价值观和心态，并建立社工与服务使用者的关系以满足实时的需要。

（2）在人际关系层面，通过发掘共同的问题以及个人的优点和缺点，促使其能够发展自助以及个人成长问题解决的知识与技巧。

（3）在微观环境及组织层面，关注服务输送问题，并确保资源以及评估并改变中介层次系统。

（4）在宏观环境或社会政治层面，重点是改善政治系统与社会福利政策，这些需要从事社会工作的人士来加以倡导。

在个人层面，每个残疾人士都需要从个人走向小组、群体，从而建立彼此之间的联系，形成互助支持网络。在达致集体层面之后，残疾人群体要与健全人士、整个社区建立联系，以促成彼此的沟通与了解。无论残疾人士还是健全人士，都是社会的一分子，其在社区中的参与都是平等的。这是一个增能的过程，双方均为对象，也都是发动者。具体来说，增能要做到以下所述的三个面向和四大要素。

（1）三个面向：

● 弱势群体本身——在面对弱势群体时，我们的工作目标是增强他们的能力、信心、自我认同感，这同时也可以降低其无力感，令服务对象有权力、有力量去掌握自己及环境。就某种意义来说，权力等同于个人的适应能力。因此，我们应致力于提高服务对象的自我意识及主体意识。从功能主义的角度来看，这是一种基本的人权/民权，其宗旨是保障和提升公民权利（citizen entitlement）。究其实质，在弱势群层面所用的增能，就是要增强弱势群体本身的权力。

● 弱势社群所处的社会权力关系——弱势群体，其实是由权力压迫者（Dominator）与被压迫者（Dominated）之间的社会关系所造成的。而阶级、性别、族群是社会分层中权力分配的重要元素。所以，只有改变压迫者与被压迫者之间的社会关系，从去权（Disempowerment）的角度思考被压迫者的困境，才能重新平衡双方的角色和关系。因此，增能的第二个层面，是通过重整社会权力关系，来达到增强弱势群体权力的目的。

● 体现社会以及弱势社群的世界观和价值观——增能的第三个层面，是希望将权力改造成为正向的力量。权力不是单向制约的力量，不是决定某一个群体非黑即白、非富即贵的标准。因此，我们应该大力强调平等和合作，倡导以关怀替代压迫和竞争，通过努力创造和谐社会，来真正增强弱势群体的权力。

（2）四大要素：

● 态度、价值观与信念。我们应该始终秉持弱势群体具有自我效能、自我行动的自我知觉和自我价值的信念。

● 共同经验的确认。我们应该清晰地认识到，个人的经验并非独特的而是有共通性的。在减少自我谴责的同时，要寻找自我失败以外的原因，使其产生命运共同体的感受，从而促使其自我意识提升。

● 批判性地思考所需的知识和技巧。我们需要思考问题的内在及外在层面，同时认识宏观结构及其影响。让这个过程帮助我们反省既有价值观、信念与态度的获取方式及其影响问题。

● 行动。落实在行动上，社会工作者需要发展行动策略、培育必要的行动资源、知识与技巧。

上述四要素缺一不可，它们不是线性关系，也不存在哪一个最好的问题。

　　促进社会包容需要残疾人士与社区人士共同参与，其中残疾人士自己身体力行地来推动至为关键，互动的过程远比结果重要。社会包容是和谐及公平正义社会建构的必要条件，是残疾人士参与社区的基本权利（Human Rights）。只有让伤健双方都明白并共同实施，社会包容才能更加稳健和长久。故此，循序渐进且持之以恒的政策倡议（Advocacy）是不可或缺的。我们必须从政策上、法律上确立残疾人士的应有权益，才能长久地促进社会包容发展理念的普及。

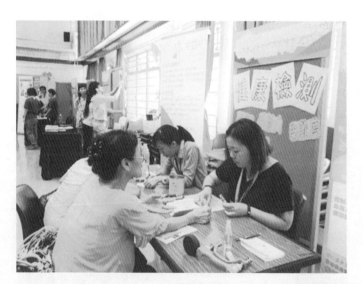

图 4-17　为地区人士进行健康检查，及早识别长期病患者

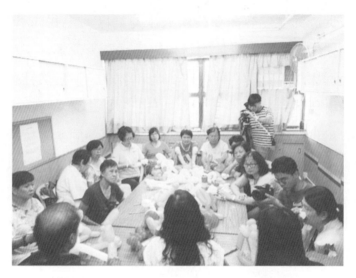

图 4 - 18　练习扭气球，协助共融活动

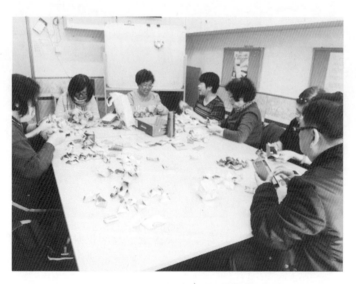

图 4 - 19　义工自组兴趣班

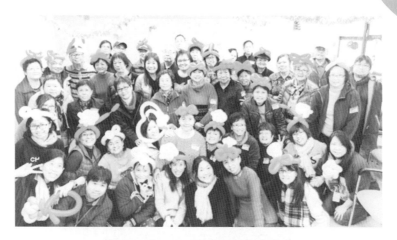

图4-20　义工自组圣诞联欢会

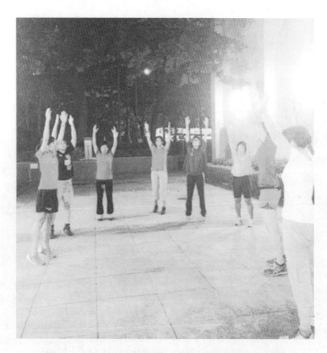

图4-21　学习慢活，建立慢跑运动习惯

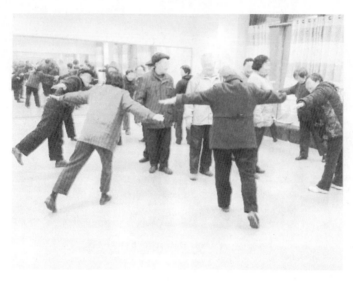

图4-22　"夕阳红"太极互助小组组员积极锻炼平衡力

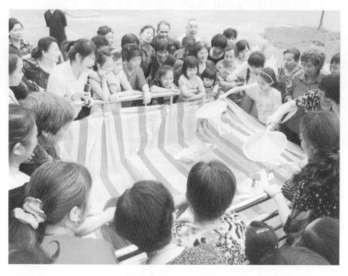

图4-23　伤健人士和邻里在社区活动中庆祝端午

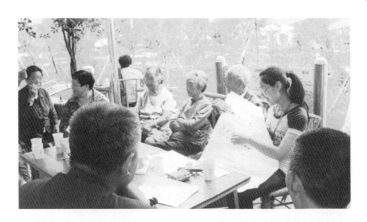

图4-24　社工带领组员交流处理负面情绪的方法

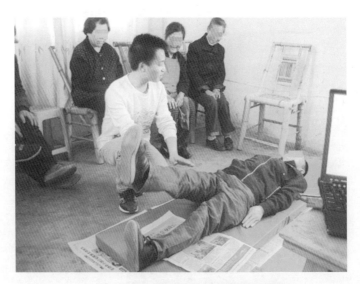

图4-25　社工邀请组员示范康复运动

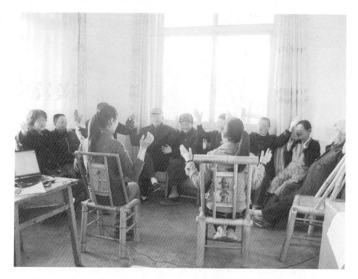

图4-26　游戏结合运动元素，增加趣味并促进组员关系建立

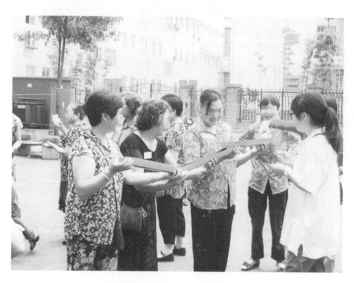

图4-27　伤健人士社区参与，倡导伤健共融

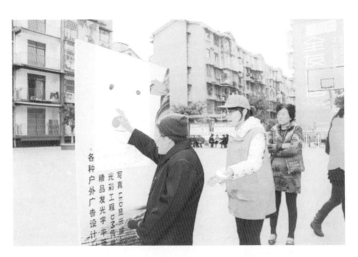

图 4-28　健全人士亲身体验残疾人士的限制及困难

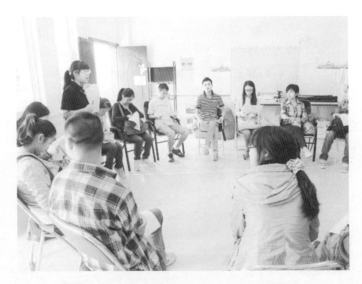

图 4-29　义工接受与残疾人相处的培训

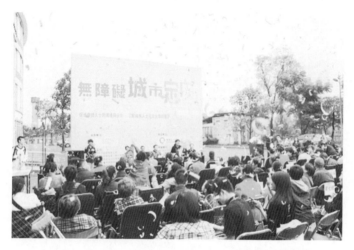

图4-30 "无障碍城市定向"社区倡导活动

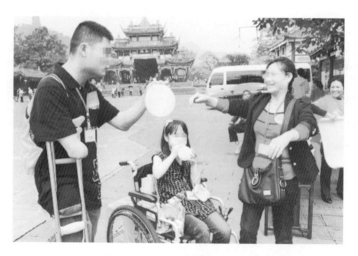

图4-31 伤健人士一同在活动过程中完成任务

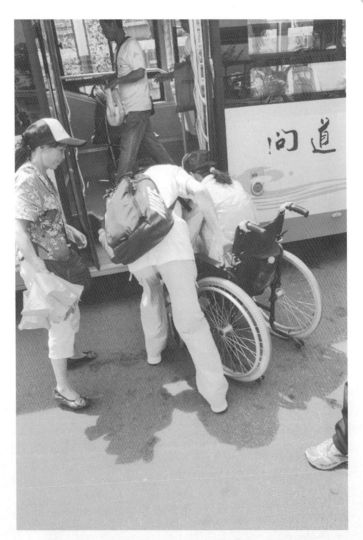

图 4 −32　体验社区公共设施，了解残疾人出行困难及需要

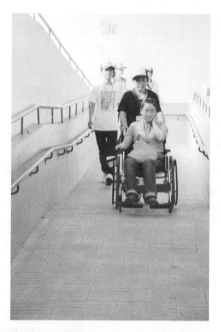

图4-33　轮椅借用人士使用无障碍通道

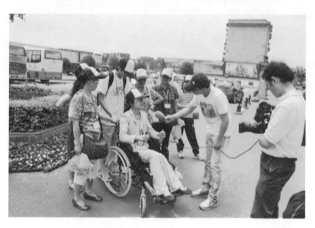

图4-34　活动参加者接受媒体采访，把他们的需要告知公众

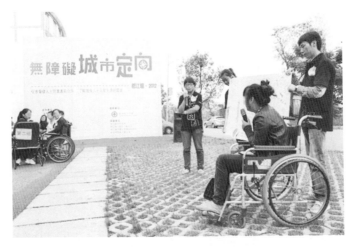

图4-35　分享所见所闻及鼓励更多社区人士

4.3.4　实践及经验

1. "我要购物去"——残疾人社区超市体验活动

（1）背景：

或许碍于活动给人的固有印象是需要一定体能和趣味性，加上参加者众多，考虑到管理及操作上的限制，所以大部分社工较少以残疾服务对象为参与者设计活动，又或者活动只以联谊为主题，较少回应社会问题或推动个人和社会变革。以下所选的案例，便是针对一群肢体残疾服务对象的特性而设计的超市购物活动，活动不仅富有趣味性，而且能倡导社会参与并达到一定的教育目的。在下文的描述中，我们会尽可能仔细交代有关原因、设计动机和考虑因素。这不仅可以作为为残疾服务对象设计类似活动的参考，同时亦可以作为设计趣味和理念兼备的社区活动的示范。

（2）介入理念：我们相信每一个人都有独立自主的需要，但碍于个人信心、家庭和社会环境，未必所有肢体残疾人士都能在伤病后离家出门，哪怕是到超市购物这种看似简单不过的日常活动，对他们来说也许都是遥不可及的。他们可能担心自己的行动不便和居民的眼光，也可能是家人认为其出门容易发生意外而不鼓励其外出，又或视伤病家人是"被照顾者"，所有日常劳动都由其他家庭成员来完成，亦可能是由于社区公共设施及环境对残疾人造成的不便，抑制了他们的外出动机。

我们相信，人需要与社会进行联系，在发挥社会生活功能的过程中与他人建立正向关系，并能满意地扮演生活角色，提升自我价值感。同时，残疾人亲身走入社区参与社群生活，亦是对普罗市民的一个正面教育过程。这样可以让其明白残疾人跟他们生活在同样的社会场域中，社会应该为残疾人的"生活"提供更多可能性。

（3）目标：

● 借助超市体验活动，让参加者更有能力出席并参与社会活动，包括让其：

☆ 增强外出活动的信心。

☆ 体验两项公共无障碍设施。

☆ 发现一项公共设施的不足。

☆ 增强解决问题的能力。

● 通过超市体验活动，让社会人士在跟残疾人士交流协作中增进彼此的了解，认识残疾人士的特性、需要和能力。

（4）对象：

● 肢体残疾人士，坐轮椅或使用手杖者均可，需具一定沟通认知能力。

● 社会人士或肢体残疾人士家属。

（5）参加人数：肢体残疾人士 15 人（轮椅使用者 5 名，手杖使用者 10 名），社会人士或肢体残疾人士家属 10 人。

（6）活动地点：

● 镇街居民服务中心/社区工作站。

● 市内某大型超市。

（7）活动时间：09：00 - 13：00

（8）活动准备：

● 路线规划及试行。

● 视察活动地点，尤其了解超市无障碍通道设施及障碍处。

● 任务设计，当中需考虑参加者的能力，务求让参加者更大程度地获得并体验成功经验。

● 分组安排，重点在轮椅及手杖使用者和志愿者之间的配合，其中需重点考虑的问题包括：

☆ 性别。

☆ 残疾人尽量不编配与家属同组，在避免家庭张力对活动成效影响的前提下，鼓励残疾人及家属多接触不同人士，建立新的经验。

● 招募合适的参加者。

● 志愿者前期训练，主要是讲解与残疾人相处应注意的事项及推轮椅的技巧等问题。

● 活动前向所有参加者介绍活动目的及注意事项。

● 天气及突发情况应急指引。

（9）残疾人社区超市体验活动程序安排（表4-3）。

表 4 - 3　社区超市体验活动程序

活　　动	内　　容	备　　注
接待及分组	■ 参加者以 5 人为一组，当中 1 位轮椅使用者，2 位手杖使用者，2 位社区人士/家属； ■ 接待时已编排同组的成员坐在一起，以建立初步认识	
活动安排简介及互相认识	目的：了解流程安排及建立关系，包括： ■ 短讲——介绍活动流程及重点，尤其人员的分工、任务以及突发事件应对方法； ■ 游戏——由于活动过程需组员之间的合作，所以应通过游戏为建立关系做铺垫	社工请治疗师介绍沟通注意事项
推轮椅技巧	■ 短讲——讲解、示范及练习推轮椅技巧，提升社区人士参与活动的能力及投入感	

续上表

活　动	内　容	备　注
超市购物环节	目的：社区真实场景体验 ■　任务一：每组需在过程中体验两项无障碍设施，并用手机、相机拍照一张；如在过程中遇到障碍环境，亦鼓励拍照记录； ■　任务二：每组根据事先安排的路线到指定超市购物并付钱。举例，第1组路线是饮料、餐具、零食（付钱）；第2组路线是水果、卫生纸、彩笔（付钱）； ■　每组两名社区人士做助手，必要时协助残疾组员上下轮椅，并观察购物过程中残疾组员的强项及能力，在非紧急情况下，不给予购物方面的协助； 备注： ■　鼓励参加者在过程中发挥集体的力量，商量和解决问题，并兼顾大家的感受和不同意见； ■　提醒参加者注重体验活动过程，并以安全为重，在指定时间内完成任务返回目的地便可，工作员会计时但不会以完成时间先后排名次	社工须预先在超市内确定路线是否可行，所需时间以及确保任务是参加者可应付并具一定挑战性的，这些有助提高完成动机及效能感

续上表

活 动	内 容	备 注
回到活动室	稍作休息及资料整理	
解说及分享	目的：进一步反思及巩固活动过程的成功经验、问题解决方法及参加者能力，促进伤健组员的交流 ■ 让每组轮椅及手杖使用者分享购物过程 ● 前后的心情对照； ● 最难忘的时刻； ● 给小组的一个赞； ● 体验过的无障碍设施（社工用大白纸记录） ■ 全部组员分享过程中发现的组员的优点及强项，可多鼓励和邀请社区人士分享对残疾组员能力的肯定（社工用大白纸记录） ■ 工作人员点题，给予回应与正面肯定，强调亲身尝试、问题解决、出门的可能及周详安排、伙伴同行，强调残疾和健全人士生活在同一社区内，需要社会包容、平等参与的重要性 ■ 颁发任务完成嘉许状并合影	社工在带领解说及分享前，需事先进行问题设计及安排，推进组员通过经验总结过程，获得启发和教育，以达到思想、行为甚至态度的改变，呼应活动的目标；社工亦需利用小组技巧，如聚焦、提问、引导组员互动等来协助带领小组，并注意时间控制，不仅需要给足够的空间让组员反思，亦要适时推进和总结

续上表

活　动	内　容	备　注
总结及茶聚	■ 社工作活动总结。 ■ 参加者一同享用在超市购买的食物和饮料。 ■ 考虑到参加者的午餐需要，社工亦须事前订购少量轻便主食，如面条、大饼等。 ■ 过程中需注意的原则还包括，鼓励在能力胜任的情况下尽量让残疾参加者自行完成任务，如拿食物等，但需安排在残疾人方便拿到的地方	

（10）推行方法及成效总结：

● 参加者自我探索及经验学习。活动尝试以社区场景作为活动场所，以便为活动带来真实感。让活动公开进行从而将残疾人士参与社区活动的过程，视为对超市内的市民、工作人员及街道上的路人进行社区教育的过程。

"参加活动"是让残疾人踏出家门的诱因，而活动以富有趣味性且生活化的"购物"为主题，可以增强他们参与的动机和兴趣。此活动基于社区康复理念，同时糅合了经验学习法（experiential learning）、社会学习法（social learning）及生活技能训练（life – skill training）等理论，侧重于参加者在过程中的参与，由此而使残疾人士的应有权利得以彰显。让其通过身体力行的活动产生真实经验，并借助观察、反省及评估及组员间的互动分享，真实地接触自己和社群，看到自己的能力及需要，从而增强对社会环境的认知，归纳出对事物新的了解和观念，增强生活信心和确立新的行为方式，并将经验保持和延伸到其他日常生活中，是本活动的根本目的。

● 参加者的组合。考虑到残疾参加者的情况和特性，在参加者组合时，应特别安排每组有 1 位轮椅使用者及两位手扙使用者，目的是促进不同残疾程度的参加者发挥互助作用。而之所以每组安排两位社区人士/家属充当小组志愿者，并给予明确的角色任务和指引，其原因一方面是为了确保活动过程的安全；另一方面是制造机会让伤健人士之互动交流，促进其相互认识和了解。

社区中的伤健人士，在社区康复中都被视为社会资源及推动社区包容的责任人，他们不单单是活动的参加者和协助者。所以在活动设计时，应特别花心思规划参加者的组合及功能角色，以达至更深层次的目的。

● 团体动力体现。

活动以小组"购物任务"的完成历程为主题，通过让其在过程中的讨论、商议、协作、支持、解难，促进残疾人以"同路人"身份相互支持及相互仿效，使残疾参加者感受到跟自己有同样经验的人在一起会较有共鸣感，某些"同路人"的成功经验及积极态度亦会成为其他残疾参加者的学习和仿效对象，如此组员间之联系及团体动力便可油然而生。

社工在活动体验环节完成后的实时经验解说，可以在参加者印象犹新时，较易回忆刚发生的事情并产生更深刻体会，其感受也会更加清晰。而解说内容主要针对参加者的成功经验、对社区环境设施的认识、问题解决以及对团队的肯定，由此可强化参加者对社会环境的认知并更多地从优势视角看待事物及其经历，同时在克服困难的过程中发现自己的能力及"同路人"支持系统。

（11）预计困难：

因这场约大半天面向 25 名直接参加者的活动，牵涉多个场地（社区活动室及超市）、不同类型的参加者（轮椅人士、手杖使用人士、社区人士/残疾人家属）、人员组合、任务设计、路线规划、推轮椅技巧培训等，所以需要较仔细周详的活动前规划和准备。考虑到现时内地社区中心或社区发展项目中人手较紧张，不便于场地、人手的安排和协调，因而此类活动在内地不一定能被广泛应用。

由于经过了精心设计，此类活动能给参加者很多启发，但若果欠缺同事在活动后的持续跟进，参加者的收获便会化为乌有，不能把活动的经验、成果转化并运用到日常生活中，纵使活动做得再出色，都是徒然。

另外，参加者家属及用人单位多会因顾虑安全问题及意外责任等而情愿将服务对象留在室内活动，通常较少鼓励社工组织开展类似的外出活动，限制此类活动的开展。的确，活动安全十分重要。因此，要求社工在策划此类活动时全面考虑活动的安全性及意义，务使活动在安全的前提下达成效果，同时也可增强上级对举办此类活动的信心。

（12）经验反思及总结：

此类体验活动很受参加者欢迎，原因是大部分残疾人士在受伤/患病后很少外出，通常处于"疾病"状态，而这种集体体验学习机会，能让组员在互动中增强信心，学习一同解决过程中遇到的问题。同时，组员间通过这些活动亦能建立信任及友谊，从而有助于"同路人"支持系统的建立。这种让残疾人身体力行地参与社区活动，还能间接地起到倡导社会包容的效应。

需要提醒的是，现时不少从事社区工作的社工，常用的活动形式多是单向的培训或以联谊游戏为主。这些活动只着眼于知识讲解或活动过程的趣味性和吸引力，而欠缺通过程序设计改变参加者态度、行为及观念的功效以及回应社会问题的思想维度。要知道一项成功的社区康复服务不只是要确保残疾人士得到所需的服务，其最终的目的，则是通过促进平等参与，让残疾人士获得自信及尊严。这实是我们从事全人发展之社会工作所必须谨记的原则。

2. "我要上学去"

——康复社会工作与农村残疾儿童上学

（1）背景：

志明（化名）是一位 11 岁的脑瘫儿童，他每天由家人从村里送到康复中心进行治疗，帮助他强化下肢的活动能力。在接触交流过程中，志明对答如流，聪明伶俐，但此前从未接受过教育，志明说起来语带遗憾。我们相信，接受教育并不应是一种奢求，而应是人人享有的权利。眼见头脑灵活，只是双腿稍有不便的志明，我们开始着手思考如何协助志明上学去问题。

（2）介入理念：

2006 年第二次全国残疾人抽样调查数据显示，我国学龄残疾儿童（6～14 岁）大约 246 万，其中肢体残疾儿童 48 万、多重残疾儿童 75 万。我国早已签署并批准了联合国《残疾人权利公约》，赋予了残疾人接受义务教育的权利。《中国残疾人事业"十五"规划纲要》中亦提到要以随班就读为主体，切实将残疾儿童教育纳入义务教育体系。然而，即使在国家政策推动下，学龄残疾儿童在社区内要得到教育仍然困难重重。在无法融入主流社会且得不到适时教育的情况下，残疾儿童欠缺基本学历，成年后很难自力更生，摆脱贫穷。尤其是城乡二元结构，长期将农村残疾儿童排斥在许多资源之外，令农村残疾儿童处于最弱势的位置。

因此，我们应本着"伤健本平等，机会非怜悯"（Opportunity Not Pity）的基本价值，秉持"以人为本、助人自助"的社会工作理念，让工作目标面向因环境而限制其潜能发展的群体。

（3）目标：

● 利用支持残疾儿童接受义务教育之政策，力争志明能在一年内被普通学校接受随班就读。

● 让志明及其家长获得与上学相关的康复、社会、心理等方面的基本能力。

● 形成政府、单位、学校、社区、残疾学童间的整合网络型格局。

（4）策略：

利用社区康复矩阵图，按志明身体功能情况及对其所处情境进行分析的结果，选定方面一年的介入焦点。包括：

● 健康领域——康复及辅具。考虑到志明在学校场所的学习及生理需要，如写字、吃饭、如厕等，所以在跟市康复中心康复人员讨论后，制订了一套强化志明相关方面功能的康复计划。同时还定制了一些辅具，如适合他在学校使用的助行器、坐便椅、扶手、轮椅等，以作为帮助志明上学的辅助工具。

● 教育领域——基础教育及非正式教育。志明11岁，属学龄儿童社会心理阶段。从社会心理学角度而言，他有学习的需要，并能从学习中获得自信和成就感。因此，协助志明获得基础教育的目标是具体清晰的。但考虑到志明从来没接受过正规教育，故而需要依据他的能力对其安排班级并开展一些正式入学前的准备工作，因而需非正规教育方位配合为志明开展入学前的适应性训练，以提升志明随班就读的信心。

● 赋能——倡导及沟通。虽然政策赋予了残疾儿童接受教育的权利，但考虑到师资、资源、人手比例、家长反应、学校名声、问责等种种因素，多数村校都会拒绝残疾孩子入读。此外，残疾儿童家长一般对康复治疗的期望，高过让其接受教育，而且还因对残疾儿童接受教育的能力及教育效果存疑，故而对孩子的教育需求不太重视。故此，我们不仅需要对心仪的普通学校校长进行权益倡导及游说沟通，亦需鼓励志明及家长一同参与，以主人翁身份亲身向校长表达诉求。

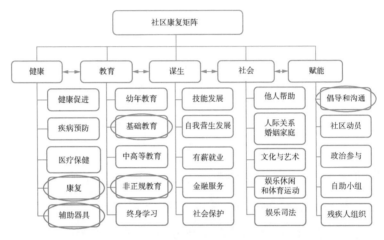

图4-36　按社区复康矩阵图分析志明的需要

● 工作过程。介入工作以志明本身及整个家庭为赋能中心，通过商谈及沟通，让他们理解协助志明上学需要整个家庭的参与，包括志明自己每天要进行主动运动锻炼，家人辅以一些被动运动，以强化志明的手脚肌力。而家人亦需思考如何调配人手及时间，对志明上下课及午休接送进行适当的安排。

在社区层面，通过与志明的邻里、村委、社区协调员沟通并进行教育，强化他们扮演支持、紧急支援及信息传递的角色意识。例如志明在完成家课时遇到的小问题，让住在他隔壁的中学姐姐作为其咨询对象。另外，村委及协调员协助搜集的一些低保户生活补贴和附近乡村小学的信息，也大大帮助了社区的资源整合并提升了工作效率。

作为社区的外在资源，政府需要在宏观层面上提供更切实的政策保障，并监督政策的落实和实施。社会福利机构，如学校、非政府机构等，亦应竭力推动和执行相关政策法规，为服务对象提供应有的服务。而社会力量的帮助则是对农村残疾儿童上学的有效补充，如在志明的例子中，社工便动员了当地一所高校的几名学生，组织了一支义工队，定期为志明补课并带他外出游玩，从而回应了志明的学习适应性及社交生活需要。

● 成效及困难。在介入过程中，我们在两个方面花了较多的时间，一是进行学校走访及游说；二是志明的康复进程。在通过村委及协调员收集到当地乡村小学的信息后，我们便打算逐一联络校长进行拜访游说，可是校长都以学校事务繁重为由拒绝了，而学校的参与无疑是整个工作中的关键环节，直接影响了服务的推进。在遇到困难时，我们没有放弃，而是把困难反映给了市残疾人联合会的理事长，期望其尽可能联络不同层面的相关人予以协助。幸而领导愿意支持，代为联络了志明居住地附近的一所村校校长，该校长同意会面协商。这

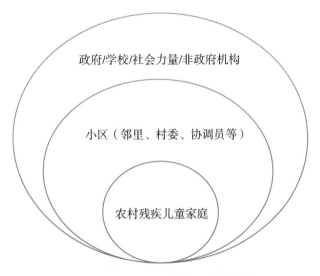

政府/学校/社会力量/非政府机构

小区（邻里、村委、协调员等）

农村残疾儿童家庭

图 4 –37　志明的主要资源格局

所村校在了解了志明的情况并做了一些校内情况分析后，愿意接受志明在该校的小一班级随班就读，并特意安排志明坐在最靠近课室后门的座位，以方便他放置辅具和进出教室。此外，还酌情允许志明家长直接开三轮车进出校园接送志明并给予适当配合。

在治疗人员的指导及家居训练协同下，志明的康复进程还算理想，但考虑到要其与 9 月份开学前达到应付校内生活的相关活动能力还是有点距离，所以经治疗人员、志明及家长、社工人员等人的商议，一致决定将康复过程延迟到下一年 1 月份的第二学期开学时，以便让志明的身体情况能应付上学需求。而在 9 月至下一年 1 月间，我们则利用市内高校志愿者按小一上学期的课程辅导其学习，在藉此保持志明的热情和士气的同时，为其下学期的正式上学做好准备。

帮助志明上学这一案例的成功，不仅强化了社工对社区工作及权益倡导的士气，而且还帮助社工疏理出了社区网络建立的基本步骤。沿用这些经验，随后更成功地为另一名农村脑瘫儿童争取到入读市内一特殊学校的机会，让其过上了这个年龄孩子应该享有的校园生活。

● 反思及总结。很多社工会认为，社区工作及权益倡导是激进的。但志明的例子恰好告诉大家，社区工作是可以通过社区发展、社区组织、网络建立等方法来进行的。其实质是通过系统分析，倡导赋能、社会包容、自助互助、公平正义理念，充分调动个人和群体的潜能，强调社工与社区及当事人一同解决问题。同时这也是通过让当事人及社区工作人员发掘自己能力，建立解决问题信心，提升社区和社会关注残疾儿童权利意识的过程。而且在进行社会动员、资源整合及协调协作的过程中，社工无形间已在充当使动者（Facilitator）、协调者（Mediator）及教育者（Educator）角色。其结果是帮助残疾学童解决了就学问题，推动了社区的发展。

118

附 录
"心情新角度"
情绪管理小组执行内容

1. 第一节计划内容

完成本节后，参加者能够：

    (1) 增加彼此认识。

    (2) 澄清及确立小组目标及内容。

    (3) 了解健康与情绪的关系。

    (4) 明白个人思维对情绪的影响。

程序表

时间	内 容	物资	实务经验
20分钟	互相认识，目的： 初步认识中心环境、工作员及组员 推行步骤： 1. 社工作简单自我介绍 2. 邀请组员轮流介绍自己，包括称呼、所患病科、一至两项兴趣/喜欢做的事情	● 小组出席表 ● 背幕字 ● 笔 ● 名牌 ● 中心单张 ● 路标（贴在活动室外）	社工宜让组员自由地介绍自己，避免催迫及过多追问，要小心了解组员是否介意透露个人其他资料

续上表

时间	内　容	物资	实务经验
	3. 按照社会福利署服务质量标准要求，工作员简介场地、紧急疏散通道、洗手间、意见表达渠道等 注意： 1. 因时间的限制，只需组员简单介绍自己；工作员的自我介绍亦要简洁，以起示范作用 2. 部分组员可能介意透露自己的健康状况及所患病科，工作员宜小心处理 3. 组员介绍兴趣及喜欢做的事情之目的，是让组员初步理解兴趣/喜欢做的事情对其情绪有正面的影响 4. 部分组员可能讲不出自己的兴趣/喜欢做的事情，工作员不必强迫，但得请他们反思		
40 分钟	我的愿望树，目的： 1. 利用集体制作，让组员进一步彼此认识 2. 协助组员确立小组之参与守则及个人期望	● 大量报纸 ● 剪刀 ● 胶纸 ● 附录 1 - 1 ● 相机	如非必要，工作员不要介入活动过程；从旁观察组员的动态，稍后分

续上表

时间	内　容	物资	实务经验
	推行步骤： 1. 工作员预备大量报纸及所需文具，并放在地上或茶几上备用 2. 工作员讲解游戏玩法及细则 2.1　限时10分钟，组员合力利用所提供的报纸及胶纸，砌成一颗"愿望树"；提醒组员"愿望树"必须可以站立并尽量把它砌高 2.2　每人拿取一张"许愿卡"（附录1–1），把参与这个小组的期望简单及具体地写在"许愿卡"上，并把它挂于树上 3. 完成后，工作员带领组员分享： 3.1　在制作过程中，自己及别人投入的情况 3.2　活动之目的 3.3　成功制作的关键因素 3.4　与康复过程相类似的情况从而引出小组的参		享时可借用他们的表现来加以解说； 组员的表现可能有投入、做观察者、被动、善于发挥自己的长处，亦有些组员提出的意见不被取纳等； 组员在分享的时候有可能已初步显示出他的思想陷阱，工作员只需记下，不用急于在本节中处理。可用作分析组员情况时参考

续上表

时间	内　容	物资	实务经验
	与守则，包括： ■　彼此合作； ■　双向沟通； ■　互相包容及支持； ■　尽情投入； ■　主动尝试及积极参与并补充； ■　准时出席； ■　保守秘密； ■　在小组期间关闭手机 4. 工作员邀请组员分享他们在"许愿卡"上写的内容（他们参与小组期望得到些什么），集合各组员的个人期望后，工作员稍作澄清，并且确立"小组期望" 5. 如气氛良好且组员对"愿望树"的制成感到满意的话，可建议组员在"愿望树"前合照（相片下节派发） 注意： 1. 部分组员可能因病症的影响（如关节炎、中风、		

续上表

时间	内　　容	物资	实务经验
	年长患者）不能蹲在地上，工作员可考虑使用桌子或稳固的茶几 2. 在写"许愿卡"的过程中，如有组员书写有困难，工作员可予以协助		
10分钟	休　　息	● 饮品 ● 小食	
30分钟	"情"源错配，目的： 1. 协助组员了解长期病与负面情绪的关系 2. 介绍小组的重点 推行步骤： 步骤1～3可在休息开始前进行 1. 小组讨论：两人一组（自由组合/由工作员安排） 2. 派发"情"源错配工作纸（附录1-2） 3. 工作员讲解如何填写（在空格内加"√"，或在适当位置加"○"），限时10分钟	● 附录1-2 ● 附录1-3 ● 笔	

续上表

时间	内　容	物资	实务经验
	4. 完成后，工作员逐一讨论各题目，特别是组员"十分不同意"或"十分同意"的答案 5. 引导组员思考： （模拟答案详细写在附录1～3） 5.1 "负面情绪"与"健康"之关系及影响（1～5题） 5.2 同时，引导组员讨论"闹情绪""抑压情绪""控制情绪"及"抒发情绪"间的区别 5.3 引出宣泄情绪的重要及分享有帮助的方法（6～7题） 5.4 另外，引出"环境因素"以外的"个人因素"对"负面情绪"产生的重要性（8～10题） 6. 简单介绍小组的重点 注意： 1. 总结第1～5题时，工作员可同时询问组员有多		

续上表

时间	内　　容	物资	实务经验
	么同意/有多么相信"负面情绪"及"健康"是有关系的 2. 总结第 8 ～ 10 题时，部分组员或会倾向认为"环境因素"较"个人因素"有影响力，社工在此阶段不必说服组员；反之，鼓励他们在小组中寻找答案 3. "小组讨论"有助组员之间熟稔，并可促进彼此的交流 4. 如有组员在理解工作纸内容或书写时有困难，工作员可提供个别协助		
35 分钟	"情"绪根源，目的： 1. 协助组员分辨各项个人反应（身体反应、情绪反应、行为反应、思维反应） 2. 协助组员认识"思维反应"对个人的影响	● 附录 1 – 4 ● 附录 1 – 5 ● 附录 1 – 6	工作员可参考个案一及二的建议答案，并于开组前让其对分辨情绪反应、身体反应、行为反应以及思维反应

续上表

时间	内　　容	物资	实务经验
	推行步骤： 1. 社工指出在遇上任何事情时（即"引发事件"），我们均会出现"身体反应""情绪反应""行为反应"及"思维反应"，解释这些反应的意思 1.1　引发事件：一件令人有情绪困扰的事情/遭遇，多数时候是无法控制它的出现的，它可以是一个很简短的片段（可能是一句话或者看见的一幕），而随即令人有负面情绪 1.2　身体反应：情绪起伏/波动时，实时出现的身体反应，例如心跳加速、面红耳热、手发抖 1.3　情绪反应：遇到引发事件时，自己当刻的心情及感受，例如激动、愤怒、无奈 1.4　行为反应：遇到该引发事件时，自己做了些什么，例如发脾气、争执、外出逛街		有一定的认识和了解

续上表

时间	内　容	物资	实务经验
	1.5　思维反应：遇到该引发事件时，我们当时正想着什么、当时怎样看这个事件…… 2.　工作员以"讲故事"形式，讨论个案一及二（附录 1–4、附录 1–5） 2.1　引导组员分辨故事主角所出现的"身体反应""情绪反应""行为反应"以及"思维反应"，并强调这些连锁反应均以故事主角为中心 2.2　邀请组员思考"身体反应""情绪反应""行为反应"以及"思维反应"之间的相互关系及影响，并排列因果次序，以引出"思维反应"的影响力 注意： 如时间许可，且组员的吸收能力良好的话，可邀请组员试举一个个人例子，并且一起进入分辨过程		

续上表

时间	内　　容	物资	实务经验
15分钟	家课练习、总结，目的：协助组员清晰掌握本节的内容 推行步骤： 1. 派发家课纸"身心思维自我分析"（附录1-7） 2. 工作员可用组前面谈的例子作示范和讲解，鼓励组员尽力完成及揭示家课的作用和重要性 3. 邀请组员分享个人在本节所得到的最重要信息、启示，社工亦需在组员之后进行分享 注意： 如组员对填写家课纸十分抗拒或极度欠缺信心，工作员可在组后个别跟进	附录1-7	社工务必在每节的最后环节完成总结分享部分。因通过组员的分享可以掌握他们所学习的内容，并了解其对治疗有否产生抗拒

备注：社工可把本节程序（包括环节名称、所需时间）写在图表上并贴起来。

1-1　愿望卡

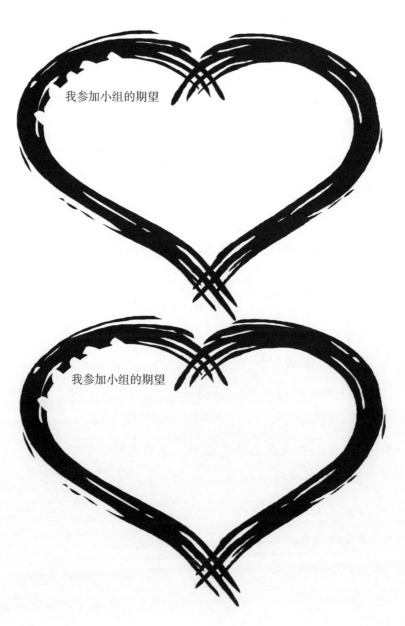

我参加小组的期望

我参加小组的期望

1-2 "情"源错配问卷

1. 情绪（或压力）与以下哪些疾病有关？（可选多项）

   ☐ 高血压　☐ 心脏病　☐ 糖尿病　☐ 红斑狼疮

   ☐ 抑郁症　☐ 关节炎　☐ 癌症　　☐ 细胞病变

   ☐ 中风　　☐ 哮喘　　☐ 癫痫症　☐ 皮肤敏感

2. 以下哪一项情绪最有可能引致冠心病（心脏病）呢？

   ☐ 忧郁　　　　☐ 焦虑　　　　☐ 愤怒

   ☐ 哀伤　　　　☐ 烦躁

3. 一般来说，以下哪两项情绪最影响高血压呢？

   ☐ 担心　　　　☐ 紧张　　　　☐ 无助

   ☐ 忧郁　　　　☐ 愤怒

4. 过分在内心抑压负面情绪，就如一股强大力量，可以
   引发细胞病变。

   ```
   1         2         3         4         5
   |---------|---------|---------|---------|
   十分不同意                            十分同意
   ```

5. 情绪可以影响我们的免疫力、免疫平衡。

   ```
   1         2         3         4         5
   |---------|---------|---------|---------|
   十分不同意                            十分同意
   ```

6. 闹情绪是很不好的。

   ```
   1         2         3         4         5
   |---------|---------|---------|---------|
   十分不同意                            十分同意
   ```

7. 我无法控制自己的情绪。

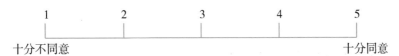

十分不同意   十分同意

8. 个人因素（例如谬误想法、钻牛角尖、不正确的问题
   解决方法等）相较于环境因素（例如工作压力、人际
   冲突），更会引致情绪困扰。

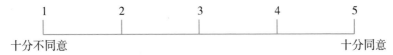

十分不同意   十分同意

9. 如果不如意的环境未能改善，我便永远不可减轻情绪
   困扰。

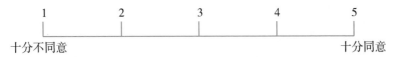

十分不同意   十分同意

10. 重新安排生活方式，有助改善自己的情绪问题。

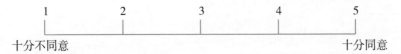

十分不同意   十分同意

1-3 "情源错配"练习之模拟答案及解释

1. 情绪（或压力）与以下哪些疾病有关？

   与所有疾病均有关；情绪及压力有机会诱发各种疾病以及影响各种疾病的病情。

2. 以下哪一项情绪最有可能机会引致冠心病（心脏病）呢？

   ☐ 愤怒（有文献及研究显示）

3. 一般来说，以下哪两项情绪最影响高血压呢？

   ☐ 紧张　　　　☐ 愤怒（有文献及研究显示）

4. 过分在内心抑压负面情绪，就如一股强大力量，可以引发细胞病变。

   例如：癌症

5. 情绪可以影响我们的免疫力、免疫平衡。

   例如：红斑狼疮、牛皮癣等

6. 闹情绪是很不好的。

7. 我无法控制自己的情绪。

   ■ （第6-7题）工作员可借此讨论"闹情绪""抑压情绪""控制情绪"及"抒发情绪"间的区别；

   ■ "闹情绪""抑压情绪"：两者均是走到极端（可用一条横线显示），皆对个人的身心健康有不良影响；反之，我们需要学习合适的方法，让自己懂得适当地

"控制情绪"及"抒发情绪"（放在横线中央部分）。

8. 个人因素（例如谬误想法、钻牛角尖、不正确的问题解决方法等）比较于环境因素（例如工作压力、人际冲突），更会引致情绪困扰。

9. "如果不如意的环境未能改善，我便永远不可减轻情绪困扰"，鼓励组员在小组中慢慢领悟。

10. 重新安排生活方式，有助改善自己的情绪问题。

■　如上文所述，部分组员或会倾向认为"环境因素"较"个人因素"有影响力，工作员在此阶段不必说服组员，反之，鼓励他们在小组过程中寻找答案；

■　亦可邀请"同意"的组员表达他们的观点。

1-4　个案一

事件	陈太是一名工厂女工，自幼患有哮喘病，并会时常发作。今天工厂赶货加班，陈太下班晚了，之后便急忙走到街市，买了很多菜，两手拿着大袋小袋赶着回家
思维反应	在大堂等候电梯时，陈太心想："丈夫和两个女儿见到自己这么辛苦、这么疲劳，一定会赞赏我，说不定还会帮我煮饭呢。"
引发事件	回到家，陈太按门铃及敲门，但很久都没人响应，她以为家人外出未归，只得放下大袋小袋的菜，自行开门 进屋后，她看见所有家人都在屋内，大女儿在上网、小女在打电话、丈夫在看马经……陈太把菜拿回屋内
思维反应	期望女儿过来帮忙
引发事件	但她俩完全没理会，陈太只好自己将菜拿入厨房，同时，陈太看见丈夫看看手表，再看看她，没什么表情
思维反应	她认为丈夫一定在责怪自己晚归，对她煮饭晚了感到不满
情绪反应	陈太突然感到十分愤怒
行为反应	放下所有东西责骂他们，然后冲进屋内大喊
情绪反应	心里感到很沮丧和失望，觉得自己总是吃力却不讨好
身体反应	最后，陈太感到气喘，有点呼吸困难，要立即服药及休息

1-5　个案二

事件	阿陈，半年前旅游时，被街上的小混混打伤了头并遭遇抢劫，导致脑部受伤，严重影响了记忆力并伴有间歇性头痛及头晕；由于记忆力衰退，阿陈被迫提前退休，家庭顿失经济支柱 目前，积蓄将要用尽，家庭经济状况告急，陈太认为唯一的方法是申请"综援"
思维反应	但阿陈坚拒接受这个建议，因为他认为男人应该负责养家，做人不应该靠别人接济，如果要靠"综援"生活，便会影响自己的名誉以及子女将来的发展
情绪反应	每当陈太提出申请"综援"的建议时，阿陈便会大发脾气，十分愤怒
行为反应	每次也是吵闹收场
身体反应	阿陈的头痛和头晕问题会出现

简　报

事件 1.1	陈太今天因加班下班晚了，急忙走到街市买了很多菜，拿着大袋小袋赶回家
事件 1.2	回到家，陈太敲门没人应，自行开门。入屋后，看见大女上网、小女打电话、丈夫看马经
事件 1.3	看见丈夫看看手表，再看看她

事件 2.1	阿陈被街头小混混打伤，影响记忆并被迫提前退休，家庭顿失经济支柱；陈太提议申请"综援"

思维 反应 1.1	丈夫和自己的两个女儿见到我这么辛苦、这么疲劳，一定会赞赏我，说不定会帮我忙煮饭

思维 反应 1.2	期望女儿过来帮帮忙

思维 反应 1.3	丈夫一定在责怪我晚归、不满我煮饭晚了

思维 反应 2.1	男人应该负责养家，做人不应该靠别人接济，否则会影响自己的名誉及子女将来的发展

情绪 反应 1.1	愤怒

情绪 反应 1.2	沮丧和失望

情绪 反应 2.1	大发脾气、愤怒

行为 反应 1.1	责骂他们 大喊

行为 反应 2.1	吵闹

身体 反应 1.1	气喘、有点呼吸困难

身体 反应 2.1	头痛、头晕

1-6　个案分析

引发事件

身体反应

情绪反应

思维反应

行为反应

1-7　身心思维自我分析

引发事件

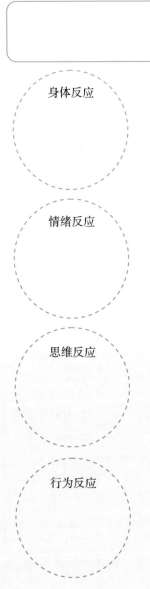

身体反应

情绪反应

思维反应

行为反应

2. 第二节计划内容

完成市节后，组员能够：

（1）初步分辨对事件的各项个人反应（包括身体、当时想法、情绪、行为）。

（2）初步掌握事件发生时的想法。

（3）认识思想陷阱及不同的思想形态。

程序表

时间	内　容	物资	实务经验
30分钟	"心情温度计"，目的： 1. 培养组员留意自己情绪状态之习惯 2. 协助组员了解影响自己情绪状态之个人因素 推行步骤： 1. 派发"心情温度计"（附录2-1）及水笔 2. 请组员回想在过去一星期内，自己的情绪状态及给予一个度数，并填上颜色（0代表最差、10代表最好）	● 小组出席表 ● 背幕字 ● 名牌 ● 附录2-1 ● 水笔	这是第一次在开始的时间进行"心情温度计"分享，组员的表现可能较为被动，需要工作员较多推动

续上表

时间	内　　容	物资	实务经验
	3. 建议引导问题： ● 对你来说，合格分数是多少？满意分数是多少？现在你的分数是否合格？是否满意？ ● 有什么事会令你给自己这样的分数？（只需简述）这事件对你的分数是否影响最大？ ● 你有否做什么去令你的分数不再下滑？做了这些事令你的分数提升了多少？（如有，鼓励他日后继续做这些事去减少情绪困扰。如无，则问他未来有否计划去做什么以减少情绪困扰，引导他立刻做计划，并鼓励他本周去行动） 4. 把上述影响因素写在白板上（可分两栏，一栏是个人因素，另一栏则是环境因素；但暂不要写上标题） 5. 待所有组员分享后，工作员询问组员两栏的因		

续上表

时间	内　　容	物资	实务经验
	素有什么区别，再揭示环境因素、个人因素均会影响我们的心情，但前者不受我们控制 6. 提醒组员每节课均会进行"心情温度计"练习，目的是希望组员多留意自己的"心情指数"；除此之外，如"心情指数"有任何改变，可借此回想自己的行为/思维（个人因素）如何影响这些变化 注意： 1. 当组员分享有什么因素会影响自己的"心情指数"时，适宜精简及把握要领 2. 社工可尝试把组员简述的因素，分类为环境因素及个人因素（即行为及当时想法） 3. 部分组员可能认为"为自己的心情评分"是很困难的事，工作员请他们只		

续上表

时间	内　　容	物资	实务经验
	需凭感觉给出一个指数 4. 组员可能会互相比较大家的"心情指数"，工作员在此时应指出，"心情指数"是很个人的评分，例如每人的 5 分皆不尽相同		
30 分钟	家课回顾——"身心思维自我分析"，目的： 1. 协助组员分辨各种个人反应（包括情绪反应、身体反应、行为反应、思维反应） 2. 协助组员掌握引发事件发生时的想法 推行步骤： 1. 张贴"身心思维自我分析表"（附录 2−2） 2. 邀请组员报告家课，包括分享一件导致情绪起伏的引发事件以及当时的各种个人反应 3. 由于这是首次练习，组员多会把各种个人反应混淆在一起，工作员可先协	● 附录 2−2 ● 白板 ● 白板笔	一般情况下组员的投入，可能会令此环节需时较长，因此不需每位组员都说出自己的例子，反而以重点的方式协助 2～3 位的组员展开分析，其他的组员可以留待下一节进行 一位工作员负责带领，另一位负责将重点写在"身心思维自我分析

续上表

时间	内　容	物资	实务经验
	助组员清楚界定核心的引发事件，再与组员共同分辨引申的身体反应、情绪反应及行为反应，重点是找出当时的想法 4. 留意身体反应、情绪反应、想法和行为反应必须是在引发事件当时发生，一些事后才有的情绪或想法，则不要包括在内 5. 引导组员思考当时的想法对其他个人反应的影响及重要性 6. 引导组员分享"身心思维自我分析"练习之目的（指出我们平日较少留意自己在情绪起伏时所出现的想法，若个人想法对情绪反应有重要的影响，我们便要先了解自己惯常的想法） 7. 由于每次"身心思维自我分析"最多只可分享1～2位组员的例子，在这一过程中，描述事件及各项反应要由当事人亲身		表"上。有些组员的引发事件可能很复杂，牵涉很多枝节，工作员宜尝试收窄并锁定最令他产生情绪起伏的时刻，然后就此去探索其他个人反应 有时组员表达的当时想法很模糊，工作员宜小心地澄清一些当时想法，只有清晰全面地掌握想法，才能准确地找出思想陷阱 工作员在分析时必须清晰地认识到组员可

续上表

时间	内　容	物资	实务经验
	描述，社工可邀请其他组员帮忙分辨，最后可询问其他组员从讨论的例子里学习到什么 8. 由于此节目标在于让参加者认识思想陷阱，故只需局限于发掘当时想法，不要急于进入思想规条。就算社工在事件中发现了该组员可能有的思想规条，也只需先暗中记录，并在日后加以探索，不要过早下判断 注意： 1. 一位社工负责带领组员分享，另一位负责把重点写在"身心思维自我分析表"上（附录2-2） 2. 如有组员书写方面有困难，应强调完成家课最重要的是经历思考过程，而非一定要把它写下来 3. 在"时间控制"及"每位组员分享"这两个选择上，做出取舍及平衡		能跌入的思想陷阱，以避免进入与组员共同的混沌局面

续上表

时间	内　容	物资	实务经验
	4. 不能分享的组员，工作员可收集其家课并在家课纸上进行回应，于下一堂发回，促进其学习		
10分钟	休　息	● 饮品 ● 小食	
20分钟	思想陷阱——"个案分析"，目的： 让组员了解惯常的负面想法对个人的影响 推行步骤： 1. 参考个案背景（附录2-3及附录2-4），工作员进行角色扮演或以"讲故事"的形式讲述个案 2. 提醒组员留意个案出现情绪起伏的"导火索"（组员或会倾向说出引发事件是"导火索"；然而，工作员可指出"思维反应"的影响力，并指出引发事件为环境因素，不由我们控制/改变，相反，"思维反应"乃个人因素，较受我们的控制）	● 附录2-3 ● 附录2-4	

续上表

时间	内　容	物资	实务经验
	3. 角色扮演后，邀请组员分享个案中主角情绪起伏的主因，揭示主角所跌入的思想陷阱 4. 个案一：妄下判断 　　个案二：揽责上身 5. 工作员在此环节中不要期望组员能讲出以上"思想陷阱形态"，只需指出相似意思便可 6. 再次强调思维对各种个人反应的影响力及重要性，并指出每个人都常不自觉地跌入这些思想陷阱 注意： 1. 先讨论个案一，完成分析及讨论后，再讨论个案二。如时间有限，可选择其中一个个案展开分析及讨论 2. 可把个案背景之重点（附录2-3及附录2-4）张贴在白板上		

续上表

时间	内　　容	物资	实务经验
30 分钟	思想陷阱——来源与形态，目的： 协助组员明白思想陷阱的来源及形态 推行步骤： 1. 讲解正如日常生活习惯一样，我们每个人都有自己的思想习惯 2. 邀请组员分享思想习惯从何而来及思想习惯是否可以改变，为什么。如果组员不太相信思想习惯是可以改变的，社工可邀请组员在小组中一起发掘及体验 3. 简单讲解： 3.1　思想习惯是经多年来建立的个人想法，受文化、社会环境、父母长辈、朋友的影响；它令我们在面对某些情境时，不自觉地出现某些想法，并不期然做出某些判断，似乎是合情合理的，因为已经习以为常，但很多时候，	● 附录2-5 ● 附录2-6	工作员可运用量化技巧，请组员讲出相信及同意思想习惯是可以改变的分数。以了解他们对于改善想法的接受程度有多高 有某些例子，可以用以解释多于一个思想陷阱。故此当协助组员分析例子属于哪个思想陷阱时，他们需要去练习讲解归类的原因，这样会较为有效地辨别归类是否有误，让组员容易掌握

续上表

时间	内　　容	物资	实务经验
	其实只反映了事实的某些部分		
	3.2　如果没有加以留意，很多时候便会实时根据这些不自觉的想法（思想习惯）判断某些人和事，从而影响身心行为反应（重提个案一及二），就像跌入"陷阱"一样		
	3.3　但这些思想习惯，是可以通过多留意及多反省，重新学习并建立以避免自己经常跌入这些"陷阱"当中的		
	4. 张贴"思想陷阱的形态表"（附录2–5），讲解各种思想陷阱形态；讲解过程中，可引用组员例子或在组前面谈的例子加以解释（附录2–6）		
	5. 强调找出自己的思想陷阱之重点不在于对与错，而应侧重于其对个人的影响（如走到极端的好处/坏处）		

续上表

时间	内　　容	物资	实务经验
	注意： 1. 过程中，工作员引出思想是学习而来的观点，以此引导他们重新学习正向思维模式 2. 在讲解过程中，工作员须留意组员有没有非语言表达（non-verbal expressions），例如笑或点头，邀请他们分享，促进小组之互动 3. 留意"工作员：思想陷阱常见误解"，让自己更清晰地了解各思想陷阱		
15分钟	思想陷阱——"我跌进了吗"，目的： 协助组员分析自己在上周跌入的思想陷阱 推行步骤： 1. 再次张贴"身心思维自我分析表"（附录2-2）及"思想陷阱形态表"（附录2-5） 2. 邀请组员指出自己在	● 附录2-2 ● 附录2-5	如能准确找出思想陷阱，才能在往后的"五常法"中为组员对症下药（特别在"常自我反问"部分），协助其走出思想陷阱

续上表

时间	内　容	物资	实务经验
	该次情绪起伏的事件中，是否跌入了思想陷阱中？如有，是哪一些？同时，邀请其他组员给出意见 3. 如组员分辨不出，工作员应加以引导 4. 再次强调找寻思想陷阱的重点，在于对个人的影响，并非评判对错 注意： 1. 分辨思想陷阱形态时，可先邀请各组员思考，如有需要，工作员才可响应 2. 强调在单一想法中，可能包含多个思想陷阱 3. 唯思想陷阱形态的辨别，最终的答案由社工决定		
15 分钟	家课练习、总结，目的： 1. 家课安排 2. 协助组员清晰地掌握本节的内容 推行步骤： 1. 派发家课纸"身心思维自我分析表（思想陷	● 附录2－7 ● 附录2－8	强调家课的作用及其重要性，工作员必须建

续上表

时间	内　容	物资	实务经验
	阱）"（附录2－7）及"我的思想形态"（附录2－8） 2. 工作员讲解如何填写，并鼓励组员尽力完成；重申家课的作用及重要性 3. 邀请组员分享个人在本节所获得的最重要信息、启示，工作员需在组员之后进行分享 注意： 1. 留意个别组员的书写及阅读困难 2. 如组员对填写家课纸十分抗拒或极度欠缺信心，可在组后个别跟进		立回收家课纸进行批改的习惯

备注：工作员可把本节程序（包括环节名称、所需时间）写在图表上并贴出来。

社工附录：思想陷阱常见误解

a. 揽责上身

下意识地上觉得全都是自己的失误和责任，不是指在行动上亲身去做。

b. 妄下判断 vs 猜度人意

妄下判断（jump to conclusion）指单凭片面所知所感而立即跳至结论，忽略其他客观的可能性。

例如：奶奶叫我不用再煮饭，由她自己煮，她一定是不喜欢我。

猜度人意（mind-reading）指常常觉得别人说的话的背后，另有动机。

例如：奶奶叫我不用再煮饭，由她自己煮，她应该是觉得我侵占了她的势力范围，想要夺回，久而久之就可以借机赶我走了。

c. 贬低成功经验 vs 打击自己

贬低成功经验是指有了成功经验时将它看得太轻，认为其算不得什么。

打击自己是指尚未行动（未有任何成功或失败的经验）就先认为自己不行。

d. 左思右想

注意这个思想陷阱，也需考虑当时的客观情境。

例一：

买车或买电器，需要审慎地考虑才能作出决定，就<u>不算</u>是左思右想。

买午饭，需要想到每种菜品的好坏才能做出决定，就可能是左思右想。

例二：

人生大事，例如跳槽或生育，需要权衡一番才能做出决定，就<u>不算</u>是左思右想。

简单小事，例如下午去哪儿玩，需要权衡一番才能做出决定，就可能是左思右想。

2-1 心情温度计

我的"心情指数"走势

姓名：

10分 心情非常好

心情非常差 0分

第一节	第二节	第三节	第四节	第五节	第六节	第七节	第八节	重聚日	重聚日
10	10	10	10	10	10	10	10	10	10
9	9	9	9	9	9	9	9	9	9
8	8	8	8	8	8	8	8	8	8
7	7	7	7	7	7	7	7	7	7
6	6	6	6	6	6	6	6	6	6
5	5	5	5	5	5	5	5	5	5
4	4	4	4	4	4	4	4	4	4
3	3	3	3	3	3	3	3	3	3
2	2	2	2	2	2	2	2	2	2
1	1	1	1	1	1	1	1	1	1
0	0	0	0	0	0	0	0	0	0

2-2 身心思维自我分析表

组员	引发事件	身体反应	情绪反应	行为反应	思维反应	思想陷阱

2-3　个案一

　　陈先生下班回家，途经自家附近的网吧，看见女儿站在网吧门前跟一个年龄相当的金发男孩倾谈。

　　他一怒之下大骂女儿："你在这里干什么？你不是该留在家中温习功课吗？你跟这些人（指着那男孩）在一起干什么？你跟这些人一起一定会学坏！一点都不洁身自爱，将来一定会没有前途！"

2-4　个案二

陈太接到学校的电话，说其儿子明仔的成绩日渐低落。便对自己说："都是我不好啦，倘若我多留在家中照顾及督导明仔，他的成绩就不会如此不济。"

2-5　思想陷阱的形态表

1. 非黑即白

   "绝对化"——事情只有一个绝对的结果，不可能存在其他可能性，对事情的看法只有是或不是，错与对。

2. 大难临头

   把事情的严重程度放大，推至"灾难化"的地步。

3. 揽责上身

   "个人化"——有不好的事情发生，不理想的结果出现，就认为全是自己的责任，觉得是自己做得不够好。

4. 怨天尤人

   当事情发生时，总是埋怨其他人或外在环境。

5. 妄下判断

   还没有任何事实根据，便将事情的结果推断为负面。

6. 贬低成功经验

   就算做得再好，也总是贬低这些成功经验的价值，或认为每个人都可以做到，自己只是侥幸，不算什么成就。

   已经做到了，但不肯定自己的努力。

7. 打击自己

   不断向自己说负面的话，以致意志消沉。

   未开始做就已认了输。

8. 情绪主导

以感觉作判断或结论，心情坏时什么都有问题，忽略事情的客观事实。

9. 左思右想

犹豫不决，优柔寡断。

总是左思右想，"天使""魔鬼"想法左右摇摆，而思考内容是互相矛盾的。

10. 猜度人意

揣测别人的行为及神态背后的心思意念。

2－6 思想陷阱的例子

1. 非黑即白	我变成这样，别人"一定"不会接纳我、"一定"会笑我	我不可以降低对我女儿的期望，否则，我就没尽到做妈妈的责任，这样会害了她的
2. 大难临头	我的儿子怎么过了这么久还没回家呢？是遇到了什么意外还是遇到了坏人	双膝无缘无故肿痛，我是不是要瘫痪了啊
3. 揽责上身	我的儿子考不上大学都是因为我不好，书读得太少，教不了他	这个同事今天黑着脸，是不是我有什么得罪了他啊
4. 怨天尤人	我今天一事无成，都要怪我有个好赌博的爹	我找不到工作，都是他们歧视我是新移民
5. 妄下判断	奶奶今天没和我讲过一句话，她一定是不满意我	女儿那个男朋友眼睛小小的，小模小样的，一看就不像好人
6. 贬低 成功经验	做妈妈的，养大自己的女儿是应该的，这没啥值得骄傲的啦	我现在康复这么好，都是医生和治疗师努力的结果，我没啥功劳
7. 打击自己	"我真是没啥用啊！"	我不过是不得已啦
8. 情绪主导	一早起来我就没啥情绪，肯定什么都做不好啦	我的抑郁症又犯了，这样咋做得成饭嘛

续上表

9. **左思右想**	我原本想好试试通过散步来调整一下心情的，但不是头晕，就是步伐不稳，我该如何是好呢	我也知道保持好的心情对我的病有好处啊。但我的病和别人的不一样，没有人能理解我的，唉！以我现在的心情怎会好呢
10. **猜度人意**	媳妇整天和我唱反调，一定是想把我赶出去住	奶奶整天说我煮的饭菜不好吃，肯定是因为觉得我霸占了她的厨房，影响了她在家里的地位

2-7　身心思维自我分析（思想陷阱）表

引发事件

身体反应

情绪反应

思维反应/
思想陷阱

行为反应

2-8 我的思想形态

你认为自己<u>是否经常</u>跌入这些思想陷阱中？

	完全没有	偶尔	有时	常常	经常
非黑即白： "绝对化"——事情只有一个绝对的结果，不可能存在其他可能性，对事情的看法只有是或不是，错与对					
大难临头： 把事情的严重程度放大，推至"灾难化"的地步					
揽责上身： "个人化"——有不好的事情发生，不理想的结果出现，就认为全是自己的责任，认为是自己做得不够好					
怨天尤人： 当事情发生时，总是埋怨其他人或外围环境					
妄下判断： 还没有任何事实根据，便将事情的结果推断为负面					
贬低成功经验： 不管做得多好，总是贬低这些成功经验的价值，不肯定自己的努力					

续上表

	完全没有	偶尔	有时	常常	经常
打击自己： 不断对自己说负面的话，以致意志消沉，没开始做便已认了输					
情绪主导： 心情坏时会认为什么都有问题，忽略事情的客观事实					
左思右想： 总是左思右想，思考内容是互相矛盾的，以致犹豫不决、优柔寡断					
猜度人意： 常常觉得别人的言语行为背后另有不良动机					

3. 第三节计划内容

完成市节后，参加者能够：

(1) 进一步掌握事件发生时的想法。

(2) 了解自己惯常的思想形态。

(3) 了解情绪起伏时的身体变化及学习如何应付。

(4) 认识"自我反问"的运用。

程序表

时间	内　　容	物资	实务经验
20分钟	"心情温度"计，目的： 1. 培养组员建立留意自己情绪状态之习惯 2. 协助组员理解影响自己情绪状态之个人因素 推行步骤： 1. 派发"心情温度计"（附录2－1）及水笔；请组员回想在过去一星期内自己的情绪状态，并给出一个度数，填上颜色（0代表最差、10代表最好）	● 小组出席表 ● 背幕字 ● 笔 ● 名牌 ● 附录2－1 ● 水笔	

续上表

时间	内　　容	物资	实务经验
	2. 邀请组员分享这个"心情指数"，如与上周有所差别（无论正面或负面），请他们分享是什么导致了这个变化 3. 工作员可借此引导组员回想有哪些个人因素（即面对事件时的想法/行为，做了些什么等），导致了这个变化；如这些个人因素引致正面变化，鼓励他们多保留这些个人想法及行为，如属负面变化，则想想如何提升自己的"心情指数" 4. 组员或会认为因遇到个别事情（环境因素）而导致"心情指数"的改变，工作员不用否定，反之，可借此引导组员回想这件事情发生时，他们有何想法及如何响应，集中讨论这些想法及响应对"心情指数"的影响 5. 如合适，工作员亦可将此环节融合下一环节，		

续上表

时间	内　　容	物资	实务经验
	与组员一起分析他们的引发事件、思维反应、情绪反应、身体反应及行为反应之间的相互关系 注意： 1. 因时间限制，社工可考虑在课堂开始前派发"心情温度计"予早到的组员，邀请他们先填写 2. 当组员分享有什么因素会影响自己的"心情指数"时，适宜精简及扼要，并且不需要每位组员都分享（如组员没有影响心情的事件，则可以略过） 3. 工作员可尝试把组员简述的因素，分类为环境因素及个人因素		
30 分钟	家课回顾（一）——身心思维自我分析（思想陷阱），目的： 1. 协助组员掌握引致负面情绪的主要想法 2. 分辨这些想法的思想陷阱形态	● 附录3－1 ● 附录2－5	张贴"思想陷阱的类型表"有助加深组员记忆，方便进行讨论 如组员讲的多

续上表

时间	内　　容	物资	实务经验
	3. 让组员进一步分辨各种个人身心反应 推行步骤： 1. 张贴"身心思维自我分析（思想陷阱）表"（附录3－1）及"思想陷阱形态表"（附录2－5） 2. 邀请一至两个组员报告家课，工作员可着重辨识当时导致负面情绪的想法 3. 协助组员分辨其当时想法的思想陷阱 4. 完成家课后，收集组员的家课纸并派发前一节的家课纸 注意： 1. 一位工作员负责带领，另一位负责把重点写在"身心思维自我分析（思想陷阱）表"上（附录3－1） 2. 如有组员在书写方面有困难，应强调完成家课最重要的是经历思考过程，		个引发事件都同时影响了他的情绪，社工需要协助选出一个合适的事件。因为有些事件的发生未能明显地对当事人构成较大的影响，或者可以由他的负面情绪入手引导，再讲出一个相关的事件 如组员难于用文字的方式记在家课纸上，可鼓励组员用当场说出的方式协助他填入表中 工作员宜在一些模糊不清的

续上表

时间	内　容	物资	实务经验
	并非一定要把它写下来 3. 在时间控制及每位组员分享这两个选择上做出取舍及平衡 4. 由于时间有限，每次只有一至两个组员分享例子。注意事件必须由当事人描述，身心思想反应也应由当事人表述，避免让其他组员加入去发掘，否则可能会令分享的事件和各类反应在内容上失焦，以致无法准确地发掘思想陷阱和建立"五常法"。工作员可邀请其他组员参与分辨各种个人身心反应及思想陷阱类型，并通过别人的例子学习 5. 由于此节目标在于让参加者认识思想陷阱及开始学习应用"五常法"，故只需发掘当时的想法，仍然毋须进入思想规条。就算工作员在事件中发现了该组员可能有的思想规条，也只需先暗中记录，		思维反应上，以问题形式加以澄清，以更准确地辨别其跌入的思想陷阱。问句范例： ● ×××是什么意思？ ● ×××在你来说又代表什么？ ● 这又会有什么后果？

续上表

时间	内　容	物资	实务经验
	并在日后加以探索，不要过早下判断 6. 未能分享的组员，工作员可收集其家课并在家课纸上进行回应，于下一节派回，促进其学习		
10 分钟	休　息	● 饮品 ● 小食	
20 分钟	家课回顾（二）——我的思想形态，目的： 1. 协助组员分析自己的思想陷阱形态 2. 让组员进一步了解自己的思想陷阱形态及对个人的不良影响 推行步骤： 1. 张贴"我们就是这样思想的"表（附录3-2） 2. 简略重温各种思想陷阱（可鼓励组员轮流介绍各种思想陷阱的意思，这部分亦可在上一环节开始的时候进行） 3. 组员再一次检视上节的	● 附录3-2	

续上表

时间	内　　容	物资	实务经验
	家课练习"我的思想形态";提醒组员所选择的答案是根据一般/惯常的情况,<u>而非上周</u>,如有需要,可给点时间让组员更改答案		
	4. 邀请组员在常常及经常跌入之思想陷阱形态的空格内,加上√号		
	5. 如加上√号的思想陷阱形态多于两项,邀请组员拣选当中最常出现的两项。这是为了集中认识思想陷阱,让组员记住自己的思想陷阱形态,以便其在情绪起伏时更容易提醒自己		
	6. 邀请组员分享他们跌入这些思想陷阱的例子及对个人的不良影响(例如情绪反应、与别人的关系)		
	7. 社工总结,预告在课程中会一起探讨和练习用不同方法帮助自己避免跌入及走出这些思想陷阱(即是远离思想陷阱)		

续上表

时间	内　容	物资	实务经验
	注意： 1. 强调找出自己的思想陷阱之重点不是要判断对与错，而是判断其对自己的影响 2. 我的思想形态表可于其他课堂时间张贴，借以提醒组员并促进小组的讨论		
30分钟	远离思想陷阱（一）——我的警告信号，目的：辨识个人在情绪起伏时出现的身体反应及学习如何应付 推行步骤： 1. 重温当情绪起伏时，我们的身体会出现一些什么样的反应，可列举"身心思维自我分析表"中的例子及询问组员有否类似经验，加以分享 2. 强调这些身体反应是情绪起伏刹那间之反应，与身体不适及其他身体症状是有所不同的	● 附录3-3 ● 白板 ● 白板笔	如有需要，简单解释"警告信号检查表"上各身体反应的意思

续上表

时间	内　容	物资	实务经验
	3. 讲解这些身体反应，其实可看成我们在情绪起伏时的一些警告信号，就如闹钟一样，提醒我们是采取行动的时候了 4. 提醒组员若要有效地运用各种远离思想陷阱的方法，就必须在情绪未有严重的起伏前及时"踩刹车" 5. 派发"警告信号检查表"（附录3-3），解释表上各种身体变化的意思 6. 引导组员回想在一般情况下，当自己情绪起伏时出现的身体变化 7. 给组员数分钟时间，找出自己较常出现的身体警告信号 8. 邀请组员分享 9. 引领组员讨论当感受到这些警告信号的出现时，可以做些什么去"踩刹车"，即叫停负面想法，而另一工作员则把这些应付方法写上白板		

续上表

时间	内　　容	物资	实务经验
	10. 工作员先让组员自由表达他们的应付方法，如有需要，试举例子（深呼吸、吞口水、刻意微笑、看手表等） 11. 最后，提醒组员记住自己的警告信号、参考有关的应付方法，尝试于生活中实践。注意"踩刹车"是要刻意去做，感到不习惯是正常的，主要目的在于暂停一下盘踞在自己心中的负面思想，否则其他远离思想陷阱的方法全都会用不上 注意： 1. 可先询问组员最常出现的负面情绪，如愤怒、紧张、恐惧、情绪低落 2. 总结各种应付警告信号的方法时，工作员可追问组员有多少信心可通过此方法避免情绪起伏，如信心程度低，邀请其他组员给予建议		

续上表

时间	内　　容	物资	实务经验
30分钟	远离思想陷阱（二）——自我反问，目的： 协助组员运用自我反问，增加思维的角度，减少负面的想法 推行步骤： 1. 工作员简略讲解 （1）自我反问的过程—— ● 这些想法是真的吗？有没有其他可能性？ ● 就算是真的，我再怎么想，再怎么怨，对我又有何好处呢？ （2）自我反问的作用——通过自我反问过程，可增加思维的角度，"抵销"负面想法，让自己从思想陷阱中走出来 2. 张贴"我们就是这样思想的"表格（附录3-2），介绍因应各项思想陷阱的自我反问句子，鼓励组员就最常出现的两项思想陷阱，运用这些问句提问，派发附录3-3	● 附录3-1 ● 附录3-2 ● 附录3-3	建立反问问句，要切合该位组员的情况，使之可以个人化

续上表

时间	内　　容	物资	实务经验
	3. 张贴"身心思维自我分析（思想陷阱）表"（附录 3－1），运用组员的例子（当时的想法），集体讨论如何通过自我反问过程增加思想维度 4. 邀请组员分享增加思想维度后个人的情绪反应、行为等的不同，可用分数表示 注意： 1. 工作员尽量先邀请该组员思考，如该组员未能想到，邀请其他组员给予建议 2. 留意组员或会提出这些只是"阿 Q 精神"一样的问题，认为其有自欺的成分。可强调自我反问也是需有理据的，这里是指如何更全面及多方面地去分析事情，而并非纯粹自我安慰 3. 自我反问是整个认知行为治疗法的一大核心，		

续上表

时间	内　　容	物资	实务经验
	因这是针对负面想法的应对策略，所以，只有在之前身心思维分析的部分小心发掘和辨别思想陷阱，这部分才能对症下药，有效地帮助组员走出困境，甚至远离思想陷阱		
10分钟	家课练习、总结，目的： 1. 家课安排 2. 协助组员清晰地掌握本节的内容 推行步骤： 1. 派发家课纸"身心思维自我分析表"（附录3-4） 2. 工作员讲解如何填写本周的"身心思维自我分析表"练习，除了分辨事件引发的各种个人身心反应外，还可侧重三项远离思想陷阱的方法，包括应付警告信号的方法、自我反问、正面行为 3. 工作员可详细解释何谓正面行为，遇到引发事件时，可进行什么活动/	● 附录3-4	若有组员问到可否填写上星期的例子，建议工作员向组员表示，最理想的是在本星期内找到新例子。假若引发事件有连续性，仍适合作为例子，因二者都可以尝试运用正向思维及留意自己的转变

续上表

时间	内　容	物资	实务经验
	做些什么，让自己远离思想陷阱，减少情绪起伏 4. 鼓励组员尽力完成；申家课的作用及重要性 5. 邀请组员分享个人在本节所获得的最重要信息、启示，工作员需在组员之后进行分享 注意： 1. 留意个别组员的书写及阅读困难 2. 如组员对填写家课纸十分抗拒或极度欠缺信心，可在组后个别跟进		

备注：社工可把本节程序（包括环节名称、所需时间）写在图表上并贴出来。

3－1　身心思维自我分析（思想陷阱）表

组员	引发事件	身体反应	情绪反应	行为反应	思维反应	思想陷阱	自我反问

3－2　我们就是这样思想的

组员　＼　思想陷阱	非黑即白	大难临头	揽责上身	怨天尤人	妄下判断	贬低成功经验	打击自己	情绪主导	左思右想	猜度人意

3-3 警告信号检查表

当你的情绪起伏时，你的身体有否发出以下警告信号？

警告信号	没有	有
心跳加速	☐	☐
呼吸急速	☐	☐
口干	☐	☐
面红耳热	☐	☐
肌肉绷紧	☐	☐
背痛	☐	☐
颈梗膊痛	☐	☐
手心冒汗	☐	☐
手抖	☐	☐
胃部不适	☐	☐
头痛	☐	☐
头晕	☐	☐
注意力不集中	☐	☐
失眠	☐	☐
其他：_____	☐	☐

3-4 自我提问

非黑即白	除这些极端情况外，还有没有其他可能性呢？
	是不是一定如此啊？有没有灰色地带呢？
大难临头	这件事是不是一定会如我想的这么糟糕啊？
	即使真的这么糟糕，我是不是就没有办法应付了呢？
揽责上身	除我之外，是不是其他人就没有责任了呢？
	是不是一定是我的责任啊？其他人就完全没有责任啊？
怨天尤人	除了别人以外，我是不是也该负点责任啊？
	我能否为此做点什么或承担点责任啊？
妄下判断	有没有证据做出这样的判断啊？
	这是全部事实吗？
贬低成功经验	这个成功经验，能证明点啥呢？
	我有没有做点值得自我称赞的事呢？
打击自己	我凭啥如此否定自己呢？
	为啥我要这么快就认输呢？
情绪主导	是感觉还是理性导致了我的这种情绪呢？
	为啥我要被情绪所控制呢？
左思右想	我是基于什么原因推翻我原来的想法的呢？
	是因为我想得太多才阻碍了自己的行动吗？
猜度人意	除了这个负面想法外，是否还有其他可能性呢？

3-5　身心思维自我分析表

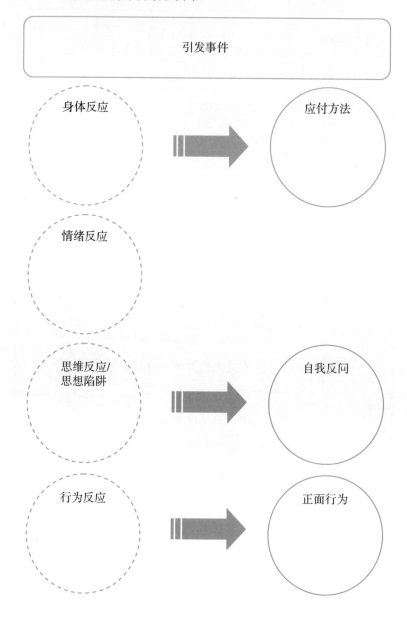

4. 第四节计划内容

完成本节后，参加者能够：

（1）进一步掌握应付警告信号的方法及如何进行自我反问。

（2）认识远离思想陷阱的步骤及如何运用。

程序表

时间	内　　容	物资	实务经验
20分钟	"心情温度"计，目的： 1. 培养组员建立留意自己情绪状态之习惯 2. 协助组员理解影响自己情绪状态之个人因素 推行步骤： 1. 派发"心情温度计"（附录2-1）及水笔；请组员回想在过去一星期内自己的情绪状态，给出一个度数，并填上颜色（0代表最差、10代表最好） 2. 组员分享"心情指数"；如与上周有所差别（无论	● 小组出席表 ● 背幕字 ● 笔 ● 名牌 ● 附录2-1 ● 水笔	留意组员的出席是否稳定，如有特别需要，实时致电跟进。再次提醒他们尽量守时

续上表

时间	内　　容	物资	实务经验
	正面或负面），请他们分享是什么原因导致了这个变化		
	3. 工作员可借此引导组员回想有哪些个人因素（即面对事件时的想法/行为，做了些什么等）影响了这个变化；如属个人因素引致的正面变化，鼓励他们多保留这些个人想法及行为，如属负面变化，则想想如何提升自己的"心情指数"		
	4. 组员或会认为因遇到个别事情（环境因素）而导致"心情指数"的改变，工作员不用否定；反之，可借此引导组员回想这件事情发生时，他们有何想法及如何响应，集中讨论这些想法及响应对"心情指数"的影响		
	5. 如合适，工作员亦可将此环节融合下一环节，与组员一起分析他们的引发事件、思想、情绪及行		

续上表

时间	内　　容	物资	实务经验
	为的相互关系和正向思维 注意： 1. 因时间限制，工作员可考虑在课堂开始前派发"心情温度计"予早到的组员，邀请他们先填写 2. 当组员讲述有什么因素会影响自己的"心情指数"时，适宜精简及扼要，并且不需要让每位组员都分享（如组员没有影响心情的事件，则可以略过） 3. 工作员可尝试把组员简述的因素，分类为环境因素及个人因素（即行为及思维）		
60分钟	家课回顾——远离思想陷阱（警告信号的提示及应付方法、实践自我反问），目的： 1. 协助组员掌握当出现警告信号时，如何有效应付，避免情绪起伏	● 附录4-1	社工需要事前检视有哪些组员仍未参与过"身心思维自我分析表"的家课回顾环节，在活动进

续上表

时间	内　容	物资	实务经验
	2. 进一步掌握如何通过自我反问的过程，建立多角度的想法 推行步骤： 1. 张贴"远离思想陷阱表"（附录4-1）；邀请组员报告家课 2. 分享引发事件，区别身体警告信号、情绪反应（用scaling 0～10分表示强烈程度）、行为反应以及思维反应（思想陷阱形态）；尽量邀请其他组员参与区别过程 3. 报告/讨论重点（第一部分）： 3.1　引导组员分享当感受到该警告信号时的应付方法，以帮助自己及时"踩刹车" 3.2　该次经验是否成功（应付方法能否成功避免情绪过度起伏） 　用自我反问，分别评一评每个方法的有效程度		行时可主动邀请他们分享。 社工协助组员分析自己的情况时，需要让他们逐渐掌握停止负面想法，学习反问自己的思想陷阱并以正面的想法代替负面想法的方法。只有让其认识到自己的思想陷阱并且必须将其重塑成正面思想的重要性，才能建立具良好功能的思维模式。 社工运用的反问方法会成为组员的模仿对象，此历程是让组员学习如何反问自己。

续上表

时间	内　容	物资	实务经验
	（0～10 分） 3.3　如果成功，有多大信心会在日后继续使用（运用自我反问） 3.4　如不成功/该组员在这次引发事件中没有运用任何应付方法，邀请其他组员给予建议 ● 用自我反问，评一评当事人有多大信心使用每一个方法（0～10 分） 3.5　社工简单总结组员的应付方法 4. 报告重点/讨论（第二部分）： 4.1　引导组员思考当跌入思想陷阱时，如何进行自我反问 4.2　如组员有困难，邀请其他组员给予建议 4.3　邀请组员回想通过自我反问建立了什么多角度的思维及其对自己的帮助 4.4　鼓励组员把对自己有帮助的正面想法写下来		如果单靠社工去构想并不容易建立正面思想时，需要借助其他组员的意见，因组员间较易诱发出感同身受的回响，故由他们建议更为适切。容后再由社工修订及跟进

续上表

时间	内　　容	物资	实务经验
	5. 总结每个例子的应付方法及自我反问句子（无论是组员自己做到的还是在课堂上由其他组员建议的），邀请该组员比较运用/没运用该应付方法及自我反问句子时的负面情绪指数（运用自我反问） 6. 由于此节目标在于让参加者认识及学习实践管理情绪的"五常法"，故在发掘方面只局限于当时的想法和应付方法，不要急于进入思想规条。就算工作员在事件中发现了该组员可能有的思想规条，也只需先暗中记录，并在日后加以探索，不要过早做判断 7. 完成家课回顾后，收集组员的家课纸 注意： 1. 如有组员书写方面有困难，应强调完成家课最重要的是经历思考过程，		

续上表

时间	内 容	物资	实务经验
	而非一定要把它写下来 2. 在时间控制及每位组员分享这两项选择上，做出取舍及平衡 3. 未能分享的组员，工作员可收集其家课并在家课纸上进行回应，于下一堂发回，促进学习		
10 分钟	休 息	● 饮品，小食	
50 分钟	远离思想陷阱的五常法，目的： 协助组员掌握及运用远离思想陷阱的步骤及方法 推行步骤： 1. 继续张贴"远离思想陷阱表"（附录4-1） 2. 引导组员回想上周家课：当我们由感受到警告信号的出现、感觉得到情绪起伏，到远离思想陷阱、让心情得到改善时，我们做了或想了些什么且经历了哪些步骤	● 附录4-1 ● 附录4-2	此"五常法"对于不同的人来说会有不同的步骤。即不是要按照由一法到五法循序实行。因有些时候可以同一时间进行，而在某些情况下有些方法又未必合用。可向组员强调第一法是协助他们走出陷阱的起点

续上表

时间	内　　容	物资	实务经验
	3. 步骤2对某些组员可能较为抽象，如遇此情况，可尝试步骤4		
	4. 集体讨论——当遇到情绪起伏/负面情绪时，你会怎样应付？		
	5. 无论是步骤2或步骤4，其中一位工作员应把组员所表达的、所想的各个步骤，分类写上白板，分类如下（暂不要写标题）：		
	5.1　第一招——"常"留意身体警告信号——当出现某些身体警告时，便是情绪开始起伏时，这是需要"踩刹车"的时候		
	5.2　第二招——"常"让脑袋停一停——唤停你的负面想法，让自己有冷静的机会，即应付警告信号的时间		
	5.3　第三招——"常"备聪明卡——正面鼓励自己的想法（留意聪明卡的语句，最好是能对应自己常		

续上表

时间	内　容	物资	实务经验
	常跌入的思想陷阱的)		
	5.4　第四招——"常"反问自己——这个想法是真的吗？还有其他可能性吗？就算是真实的，我想再多、怨再多，又有什么好处呢？		
	5.5　第五招——"常"分散注意力——通过实施采取正面行为，令自己不再将焦点集中于负面的事情或思想上		
	6.以远离思想陷阱（附录4-1）的例子，再运用"五常法"，加以说明		
	7.总结这五招就是"远离思想陷阱五常法"		
	8.组员可能有下列疑问或怀疑：		
	8.1　"在情绪起伏时，怎会这么理智？"工作员不用否定这一疑问/怀疑，反之，确认在初始阶段，的确会有困难，但若要打破自己惯常跌进的思想陷阱，就要比较"刻意"去		

续上表

时间	内　　容	物资	实务经验
	留意及"刻意"运用这"五常法"，在多加运用并获得成功经验后，便可逐步远离思想陷阱 8.2　工作员可指出，各组员已有自己的"五常法"（试举"家课回顾"环节的例子），最重要的是"刻意"运用，多加尝试 8.3　提醒组员别期望自己每次都能成功，最重要的是在事情发生后，思考下次再遇到类似事件时如何运用这"五常法"		
10 分钟	家课练习、总结，目的： 1. 家课安排 2. 协助组员清晰地掌握本节的内容 推行步骤： 1. 派发家课纸"远离思想陷阱表"（附录4-2）、两张"聪明卡"（附录4-3）		

续上表

时间	内　容	物资	实务经验
	2. 工作员讲解如何填写，并鼓励组员尽力完成，重申家课的作用及重要性 3. 邀请组员分享个人在本节所获得的最重要信息、启示，工作员亦需在组员之后进行分享 注意： 1. 留意个别组员的书写及阅读困难 2. 如组员对填写家课纸十分抗拒或极度欠缺信心，可在组后个别跟进	● 附录4－2 ● 附录4－3	

备注：工作员可把本节程序（包括环节名称、所需时间）写在图表上并贴起来。

4 - 1　远离思想陷阱表

组员	引发事件	身体警告信号	应付方法	情绪反应	行为反应	思维反应	自我反问

4－2　远离思想陷阱的五常法

引发事件	负面想法及思想陷阱

常留意身体警告信号

常唤停负面思想（让脑袋停一停）
（"踩刹车"，唤停你的负面想法）

常反问自己
（1. 这个想法是真的吗？有无其他的可能性？
2. 就算是真的，我想再多／怨再多，对自己又有什么好处？）

常备聪明卡
（正面鼓励自己的话）

常分散注意力
（正面行为）

4-3　聪明卡

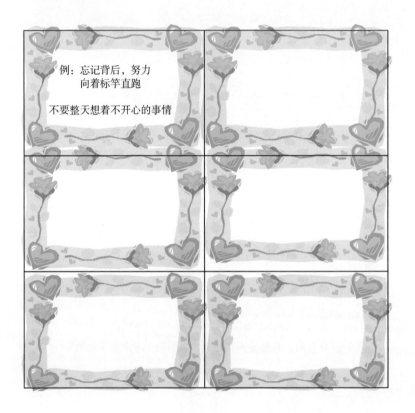

例：忘记背后，努力
　　向着标竿直跑

不要整天想着不开心的事情

5. 第五节计划内容

完成本节后，参加者能够：

（1）进一步掌握走出思想陷阱的方法。

（2）掌握行为改变对正面情绪的影响。

（3）理解个人规条的影响。

程序表

时间	内　　容	物资	实务经验
15 分钟	"心情温度计"，目的： 1. 培养组员建立留意自己的情绪状态之习惯 2. 协助组员理解影响自己的情绪状态之个人因素 推行步骤： 1. 派发"心情温度计"（附录2－1）及颜色笔；请组员回想在过去一星期内自己的情绪状态，并给出一个度数，填上颜色（0代表最差、10代表最好） 2. 组员分享"心情指数"；如与上周有所区别（无论	● 小组出席表 ● 背幕字 ● 笔 ● 名牌 ● 附录2－1 ● 水笔	社工可策略性地选择在开组前及在"心情温度计"环节中，选出一些有成功经验的组员在下一环节分享

续上表

时间	内　　容	物资	实务经验
	正面或负面），请他们分享是什么原因导致了这个变化 3. 社工可借此引导组员回想有哪些个人因素（即面对事件时的想法/行为，做了些什么等）影响了这个变化；如属个人因素引致的正面变化，鼓励他们多保留这些个人想法及行为；如属负面变化，则让其想想如何提升自己的"心情指数" 4. 组员或会认为因遇到个别事情（环境因素）而导致"心情指数"的改变，工作员不用否定；反之，可借此引导组员回想这件事情发生时他们有何想法及如何响应，集中讨论这些想法及响应对"心情指数"的影响 5. 如合适，工作员亦可将此环节融合下一环节与组员一起分析他们的引发事件、思想、情绪及行为		

续上表

时间	内　　容	物资	实务经验
	之间的相互关系以及正向思维 注意： 1. 因时间限制，社工可考虑在课堂开始前派发"心情温度计"予早到的组员，邀请他们先填写 2. 当组员讲述有什么因素会影响自己的"心情指数"时，适宜精简及扼要，并且不需要每位组员都分享（如组员没有影响心情的事件，则可以略过） 3. 工作员可尝试把组员简述的因素，分类为环境因素及个人因素（即个人行为及思维） 4. 集中讨论组员行为的改变 5. 有个别组员在小组后期阶段，会透露更多自己的个人及成长经历。故此，工作员需小心介入，小心处理自己及组员问及的较深入的问题而起的伤痛		

续上表

时间	内　　容	物资	实务经验
50 分钟	家课回顾——远离思想陷阱的五常法，目的：协助组员进一步掌握走出思想陷阱的方法 推行步骤： 1. 张贴"远离思想陷阱的五常法"表（附录5-1）、"我们就是这样思想的"表（附录3-2）；邀请组员报告家课 2. 建议引导步骤 2.1　分析事件（引发事件、负面想法及思想陷阱） 2.2　常留意身体警告信号 2.3　常让脑袋停一停（怎样让负面想法停下来?） 2.4　常反问自己（提醒组员反问自己并不容易，可先以分散注意力的方法令自己放松） 2.5　常备聪明卡（正面鼓励自己的话） 2.6　常分散注意力	● 附录5-1 ● 附录3-2	可提醒组员思考改变之重要，因为可以由自己引出连串的思想、行为、情绪等的转变

续上表

时间	内　容	物资	实务经验
	3. 邀请其他组员响应或给予建议（例如借助别人的例子对自己的启示/借助组员成功的例子，强调实践的重要性） 4. 总结组员的"五常法"。"五常法"并不一定按顺序而做，当我们熟练掌握这"五常法"之后，或只运用其中一法/几法便已可以走出陷阱了。因此，要不时检视方法的有效程度 注意： 1. 分享各人的聪明卡，可鼓励组员分享有关的金句曾经是如何帮助自己的 2. 工作员归纳组员聪明卡的内容后，加以整理，下节送给组员 3. 收回家课纸的用途——除了表示对"家课练习"的重视之外，工作员还可考虑把本节所讨论的重点，辑录成简单的笔记，下节派发给组员		

续上表

时间	内　　容	物资	实务经验
	4. 在时间控制及每位组员分享这两者的选择上，做出取舍及平衡		
15分钟	休　　息	● 饮品 ● 小食	
40分钟	规条别狂傲，目的： 1. 协助组员了解个人规条对自己的影响 2. 促进其对自己的个人规条展开反思 推行步骤： 1. 工作员简单讲解什么是个人规条—— 1.1　每个人对自己、别人的标准/尺度，也是由各种生活经验累积而来的 1.2　介绍规条的分类 1.3　强调对自己及别人有一标准是理所当然的，但重点是要了解标准对自己及其他人的影响及如何调校 2. 邀请组员回想及分享自	● 附录5－2 ● 附录5－3	社工可指出，认识思想规条的原因，是因为思想陷阱源自规条，由于规条已根深蒂固地藏在个人思维中，不易被察觉，但可令个人坚定不移地执行，所以在了解及处理思想陷阱之后，需进一步明白及处理问题的思考源头社工可多加解释规条和思想陷阱的关系组

续上表

时间	内　容	物资	实务经验
	己的个人规条		员可能坚持自
	3. 工作员总结讨论结果，指出过于坚守个人规条的不良影响。同时，进一步鼓励组员反思自己的个人规条对自己及他人产生的不良影响；思考这些个人规条是否在任何情况下均是"必须""一定"及"没有任何弹性"的问题		己的规条，社工及其他组员都应予以尊重，避免过分挑战，尝试引导组员反思规条带来的不良影响及参考其他组员的观点
	注意： 1. 工作员需就组前面谈把第一至第四节对组员的观察，组员较常出现的个人规条写在"规条秤一秤"（附录5–2）里，作为例子予以讨论（例子可参考附录5–3） 2. 工作员需尊重组员对个人规条的保留，强调规条不一定是对与错的问题，因个人规条是多年来建立的习惯，保留这些个人规条对他们来说是有某些功能的。此部分只需引		

续上表

时间	内　　容	物资	实务经验
	导他们反思当中的不良影响和参考其他人的观点 3. 在这一环节暂时不用改写组员的个人规条		
15分钟	开心行动记录表，目的：促进组员通过改变行为建立正面情绪，提升动力 推行步骤： 1. 请组员订立及分享至少三项有助建立正面情绪的活动，并于这个星期实践 2. 工作员与组员一起讨论及评估活动的"开心指数"及完成活动的信心程度 注意： 1. 鼓励组员将其开心行动的信心保持在7成或以上 2. 行动必须具体并提醒组员可以是一些小行动	● 附录 5 - 4	工作员需清楚说出填写的活动需要符合"开心指数"及"完成活动信心指数"两项条件

续上表

时间	内　　容	物资	实务经验
15分钟	家课练习、总结，目的： 1. 交代家课安排 2. 协助组员清晰地掌握本节的内容 推行步骤： 1. 派发家课纸"远离思想陷阱的五常法"（附录4-2）及"规条秤一秤"（附录5-2） 2. 工作员讲解及示范如何填写，并鼓励组员尽力完成，重申家课的作用及重要性 3. 邀请组员分享个人在本节所获得的最重要的信息、启示，工作员亦需在组员之后进行分享 注意： 1. 留意个别组员的书写及阅读困难 2. 如组员对填写家课纸十分抗拒或极度欠缺信心，可在组后个别跟进	● 附录4-2 ● 附录5-2	

备注：社工可把本节程序（包括环节名称、所需时间）写在图表上并贴起来。

5－1 远离思想陷阱的五常法

组员	引发事件	思想陷阱	常留意身体警告信号	常喊停负面思想	常备聪明卡	常自我反问	常分散注意力

5-2 规条秤一秤

个人规条
(个人生活、工作、朋友或其他人、家庭、子女、父母、配偶)

你有多相信?

相信　1　2　3　4　5　6　7　8　9　10　非常相信

好处/帮助:

坏处/不良影响:

5-3 个人规条举例

1. 个人生活上的规条

（1）如果要人帮，我就好没用。

（2）人人都能做到，如果我不行，就会被排斥。

（3）如果没有优势，生活就会很坎坷。

（4）如果做不到最好，我就是一个没用的人。

（5）做人要出人头地。

（6）做人只可以靠自己。

（7）一定要对自己要求高，才会有进步。

2. 对工作的规条

（1）尽责员工上班一定不可以迟到。

（2）未到退休年龄，就应该继续做下去。

（3）做什么都一定要做到最好。

（4）一定要满足老板及客人。

（5）要完成工作才可以下班。

（6）没工作就是废人。

3. 对朋友/其他人的规条

（1）我对你好，你也要对我好。

（2）如果将自己的烦恼告诉别人，别人就有烦恼了。

（3）朋友有难就必须帮忙。

（4）做朋友，就要对朋友坦坦白白。

4. 对家庭的规条

（1）我有责任令家人开开心心。

（2）一家人应该尽全力互相帮忙。

（3）一家人不可以斤斤计较。

（4）要维持一个完整家庭，父母不可以离婚。

（5）一家人一定要心向一处，完完整整。

5. 对子女的规条

（1）我是妈妈，子女必须听我的话。

（2）作为子女，一定要令爸爸妈妈开心。

（3）我女儿挑战我，就等于不尊重我。

（4）做子女的一定要勤奋读书。

6. 对父母的规条

（1）子女成绩不好、品行差，就是父母教得不好。

（2）父母要把子女照顾得妥妥当当的。

（3）父母应该供养子女。

（4）天下无不是之父母。

7. 对丈夫/妻子的规条

（1）做女人一定要听老公的话。

（2）不会做饭，不会做家务，就不是好老婆、好母亲。

（3）照顾家、做家务是做太太的责任。

（4）作为一个男人，养不起家，就等于是废人。

（5）男主外，女主内。

5-4　开心行动记录表

开心指数	活动项目	自我奖励
10		
9		
8	例：去看一出电影	例：吃爆米花
7		
6		
5		
4		
3		
2		
1		
0		

注意：订立的开心行动必须具备7成或以上的信心
能做到。

6. 第六节计划内容

完成本节后，参加者能够：

（1）了解自己的个人规条并做出调校。

（2）明白均衡生活的重要性并重建生活模式。

（3）练习建立正面情绪及远离思想陷阱的方法。

程序表

时间	内　　容	物资	实务经验
15分钟	"心情温度计"，目的： 1. 培养组员留意自己情绪状态之习惯 2. 协助组员理解影响自己情绪状态之个人因素 推行步骤： 1. 派发"心情温度计"（附录2-1）及彩笔；请组员回想在过去一星期内自己的情绪状态，给出一个度数，并填上颜色（0代表最差、10代表最好） 2. 组员分享"心情指数"；如与上周有所差别	● 小组出席表 ● 背幕字 ● 笔 ● 名牌 ● 附录2-1 ● 彩笔	重温"五常法"并将学到的要点应用在对他们表现的提问上，初步了解组员的使用情况

续上表

时间	内　容	物资	实务经验
	（无论正面或负面），请他们分享是什么原因导致了这个变化 3. 工作员可借此引导组员回想有哪些个人因素（即面对事件时的想法/行为，做了些什么等）影响了这个变化，如属个人因素引致正面变化，鼓励他们多保留这些个人想法及行为；如属负面变化，则让其想想如何提升自己的"心情指数" 4. 组员或会认为因遇到个别事情（环境因素）而导致"心情指数"的改变，工作员不用否定。反之，可借此引导组员回想这件事情发生时，他们有何想法及如何响应，集中讨论这些想法及响应对"心情指数"的影响 5. 如合适，工作员亦可将此环节融入下一环节与组员一起分析他们的引发事件、思想、情绪及行为		

续上表

时间	内　容	物资	实务经验
	之间的相互关系以及正向思维 注意： 1. 因时间限制，工作员可考虑在课堂开始前派发"心情温度计"予早到的组员，邀请他们先填写 2. 当组员讲述有什么因素会影响自己的"心情指数"时，适宜精简及扼要，并且不需要让每位组员都分享 3. 社工可尝试把组员简述的因素，分类为环境因素及个人因素（即个人行为及思维） 4. 集中讨论组员行为的变化 5. 社工可留意组员的分数升跌，提醒组员注意什么因素能令分数不会继续下跌，并尝试突显组员的小进步		

续上表

时间	内　　容	物资	实务经验
10 分钟	开心行动报告，目的：促使组员通过改变行为建立正面情绪，提升动力 推行步骤： 1. 邀请组员分享实践"开心行动"的感受和心得 2. 对于未能完成开心行动的组员，邀请他们分享其中的困难，引导其他组员共同寻求解决方法，并鼓励他们继续尝试开心行动 注意： 1. 鼓励组员让其开心行动具备7成或以上完成信心 2. 行动必须具体并提醒组员尝试一些小行动	● 附录5-4	
15 分钟	重温别狂傲规条 目的： 1. 协助组员了解自己的个人规条 2. 加深组员对规条的了解	● 附录6-1 ● 附录6-2 ● 附录6-3	组员可能坚持自己的规条，社工及其他组员都应予以尊重，避免过分

续上表

时间	内　　容	物资	实务经验
	推行步骤： 1. 工作员简略重温什么是个人规条 1.1　每个人对自己、别人的标准/尺度 1.2　强调对自己、别人有一些标准是理所当然的，重点是如何灵活运用这些标准 2. 邀请一位组员回想/选择自己的一项个人规条 步骤如下—— 2.1　分享一条影响自己的个人规条 2.2　有哪一两件事呈现在组员的个人规条中 2.3　从组员的事件中，尝试了解该事件对组员的意义，并抽取在事件中想法上相通的地方，修订或重新归纳一至两条思想规条，写在白板上，并向组员核实是否贴切或字眼上有否需要修订，最后选一条规条去"秤一秤" 3. "规条秤一秤"（附录5-2）小组讨论		挑战，尝试引导组员反思规条带来的不良影响并参考其他组员的观点归纳规条时，小心留意该规条是否对该组员来说有负面影响，如没有负面影响，则不宜用该规条去执行"规条秤一秤"部分 留意修订规条不是修订文字，而是需要让组员了解该规条在他的生活中具体是如何呈现出来的，然后让他比较修订后在呈现上的不同

续上表

时间	内　　容	物资	实务经验
	3.1　引导组员回想此个人规条对他们的不良影响/坏处及坚持的好处/帮助，用自我反思（100为满分）让该组员评每一个好处或坏处对他的影响值多少分，然后将好处和坏处分数加总 3.2　让组员发现规条对他自己的影响，并思考如何修订此规条以减少其对自己的负面影响 3.3　了解组员当下感受的不同 4. 工作员对"突破规条的心战"做总结（附录6－3） 5. 讲解规条心战总结 注意： 1. 个人规条主要是指"不良规条"（Dysfunctional Rules） 2. 工作员需引导组员回想自己的一项个人规条并留意组员在组前面谈及一		

续上表

时间	内　容	物资	实务经验
	至五节的心得，刺激组员进一步自我反思 3. 在哪些处境下经常出现情绪起伏，从中反思个人规条，如一些自己认为是"必须"或"应该"的事情 4. 工作员最好预先想想每位组员有哪些不良规条，这会有助于引导组员回想的过程 5. 本环节集中讨论组员对规条的自我反思及心战口诀，而非改写规条，改变规条部分会于"进阶工作坊"深入探讨		
30 分钟	家课回顾：远离思想陷阱的五常法，目的： 重温及练习走出思想陷阱的方法，鼓励组员在日常生活中运用 推行步骤： 1. 张贴"远离思想陷阱的五常法"（附录6－1）	● 附录6－1	

续上表

时间	内　　容	物资	实务经验
	2. 邀请组员分享他在过去一星期内运用走出思想陷阱方法的实践经验，并邀请其他组员给予意见 3. 其他组员给予意见并分享从别人的实践经验中得到的启发 4. 完成家课回顾，收集组员的家课纸 注意： 1. 如时间限制，或可容许一至两位组员分享实践经验，重点是引发讨论并互相学习，从而鼓励组员在日常生活中运用 2. 收集组员的家课纸以示社工对家课的重视，下周派发（如有需要，在家课纸上加上工作员的响应） 3. 在时间控制及每位组员分享这两个选择上，做出取舍及平衡		
15分钟	休　　息	● 饮品 ● 小食	

续上表

时间	内　容	物资	实务经验
55分钟	理想生活投资计划，目的： 1. 让组员明白均衡生活对他们的重要性 2. 与组员探讨不同生活选择，以降低生活风险 3. 促进组员检视自己现时生活模式 推行步骤： 1. 把放大的"理想生活投资计划游戏纸"（附录6-4）铺在台上或活动室地板中央 2. 给予每位组员派发一张"理想生活投资计划游戏纸" 3. 工作员讲解参与投资计划的规则 3.1　每位组员预设有100万元 3.2　组员需在10分钟内自行决定如何运用这100万元，包括投资哪些生活和每项生活的投资额，以5万元为单位，将投资额	● 附录6-4 ● 附录6-5	

续上表

时间	内　　容	物资	实务经验
	填于游戏纸中 3.3　社工在8张"风险历程卡"中抽出5张（附录6-5），逐一公布相关指数，如把该项投资额乘2、3或乘-2、-3 3.4　各组员计算自己的本金和回报 4. 完成风险历程及结算后，社工邀请最佳及最差回报的组员分享他们的投资计划，以了解二者的差别 5. 请组员讨论达致高回报的投资策略是分散投资 6. 引导组员反思个人的计划，给两分钟时间让各组员重做一次投资计划 7. 请组员逐一分享两次计划有否变化及决策背后的原因 8. 总结均衡生活带来的好处、偏执生活可能出现的问题，同时提醒组员均衡生活不一定要兼顾或是平均分配所有的生活，其		

续上表

时间	内　　容	物资	实务经验
	重点在于是否过于集中于一两项上。要留意照顾自己生活各方面的需要 注意： 1. 组员多会忽略休息/娱乐、发展个人兴趣、接受潮流及新事物 2. 工作员可留意那些组员较偏重或不平衡的生活，以引发对其弊端的讨论		
10分钟	家课练习、总结，目的： 1. 家课安排 2. 协助组员清晰地掌握本节的内容 推行步骤： 1. 派发家课纸"远离思想陷阱的五常法"（附录4-2） 2. 鼓励组员多加练习（重申家课的作用及重要性） 3. 邀请组员分享个人在本节所获得的最重要信息、启示，工作员亦需在	附录4-2	

续上表

时间	内　　容	物资	实务经验
	组员之后进行分享 注意： 1. 留意个别组员的书写及阅读困难 2. 如组员对填写家课纸十分抗拒或极度欠缺信心，可在组后个别跟进 3. 工作员可预先提示下一堂课会派发"将心意尽诉鼓励卡"，提醒组员多加留意		

备注：

　　1. 工作员可把本节程序（包括环节名称、所需时间）写在图表上并贴起来。

　　2. 工作员可协助组员重温各组员的姓名及在小组内令人印象深刻的情况，为"将心意尽诉"环节做准备。

6-1 远离思想陷阱的五常法

引发事件

身体 警告信号	情绪反应	思维反应／思维陷阱			负面行为
	正面情绪	脑袋停一停	自我反问	聪明卡	分散注意力	正面行为

6-2 规条秤一秤

我的规条：_____

相信
十分相信

1　2　3　4　5　6　7　8　9　10

好处/帮助:	分数	坏处/不良影响:	分数
总分		总分	

6-3　心战口诀

【心战一】　宽松一尺，开心一丈

凡事都不能过于执着与坚持，因为期望与现实未必相符。另外，无法实践或完成的期望，会使自己及身边人不高兴和不满。谨记："退一步海阔天空。"同时，要问自己："继续执着下去，对自己及他人会有什么影响呢？"

【心战二】　打破传统，与时俱进

有些规条是我们从传统文化中潜移化地学会并接受下来的。一些僵化的文化观念未必适用于现代社会。倘若我们坚持把传统观念套用于现实生活中，我们会给自己和别人制造很多矛盾及苦恼。

【心战三】　善待自己，减轻压力

有些人把一些规条看成绝对的标准和责任，并认为倘若达不到标准和未能担负责任，便应被视为能力出现了问题，并断定自己是彻底的失败者。这样的认识会为自己带来很多压力，并为实践责任而疲于奔命，在无法完成责任时，更会感到挫败。

【心战四】　善待他人，切莫强求

　　有时候我们会不自觉地把自己的一些信念及价值观加诸别人身上，使别人遵循我们认为是对的行为表现。一旦别人无法遵照我们的想法行事，我们便会感到不快或不满。这样会十分影响人际关系的建立。

【心战五】　规条我定，修订亦然

　　相信规条是可以由自己修订的，并非人在江湖身不由己，也不是根深蒂固或牢不可破。

　　如果我们肯"选择"用另一个角度去看这些规条，并适当放宽，我们和身边的人都可能会感到轻松一点。为何不尝试去做呢？你愿意"选择"去改写你的规条吗？

6-4 均衡生活投资计划游戏纸

工作 （　）万	子女 （　）万	丈夫/太太 （　）万	父母/家人 （　）万
学业 （　）万	均衡生活投资计划		朋友 （　）万
健康 （　）万	休息/娱乐 （　）万	发展个人兴趣 （　）万	接触潮流/新事物 （　）万

6-5 风险历程卡

经济不景气 失业半年 工作（X-3）	人到中年 体弱多病 健康（X-1）	紧跟潮流 人气急升 接触潮流/新事物（X+3）	有朋自远方来 朋友（X+2）
子女长大 独立离巢 子女（X-1）	父母家人 年长需多照顾 父母/家人（X-2）	休息娱乐 能减压 休息/娱乐（X+2）	发展个人兴趣 生活多点开心 发展个人兴趣（X+3）

7. 第七节计划内容

完成本节后，参加者能够：

(1) 为自己订立开心行动计划，从而改善情绪。

(2) 认识自我奖励的重要性。

(3) 进一步巩固远离思想陷阱的方法。

程序表

时间	内　　容	物资	实务经验
30分钟	"心情温度计"及开心行动报告，目的： 1. 培养组员留意自己情绪状态之习惯 2. 协助组员理解影响自己情绪状态之个人因素 推行步骤： 1. 派发"心情温度计"（附录2-1）及彩笔；请组员回想在过去一星期内自己的情绪状态，并给出一个度数，填上颜色（0代表最差、10代表最好） 2. 组员分享"心情指数"；	● 小组出席表 ● 背幕字 ● 笔 ● 名牌 ● 附录2-1 ● 彩笔	

续上表

时间	内　容	物资	实务经验
	如与上周有所区别（无论正面或负面），请他们分享是什么原因导致了这个变化 3. 工作员可借此引导组员回想有哪些个人因素（即面对事件时的想法/行为，做了些什么等）影响了这个变化。如属个人因素引致正面变化，鼓励他们多保留这些个人想法及行为；如属负面变化，则让其想想如何提升自己的"心情指数" 4. 组员或会认为因遇到个别事情（环境因素）而导致"心情指数"的变化，工作员不用否定，反之，可借此引导组员回想这件事情发生时他们有何想法及如何响应，集中讨论这些想法及响应对"心情指数"的影响 5. 如合适，工作员亦可将此环节融入下一环节与组员一起分析他们的引发		

续上表

时间	内　容	物资	实务经验
	事件、思想、情绪及行为之间的相互关系以及正向思维 注意： 1. 因时间限制，工作员可考虑在课堂开始前派发"心情温度计"予早到的组员，邀请他们先填写 2. 当组员讲述什么因素会影响自己的"心情指数"时，适宜精简及扼要，并且不需要让每位组员都分享 3. 集中讨论组员行为的改变 4. 工作员可留意组员的分数升跌，提醒组员注意什么因素能令分数不会继续下跌，并尝试突显组员的小进步 5. 小组在后期都会表现出难舍之情。因此，可用更多的时间分享，同时组员会较多分享自己表现的总结和回顾，当中若有组		

续上表

时间	内　　容	物资	实务经验
	员表示担心小组结束后，不知自己的表现能否维持时，工作员可鼓励组员以不同方式保持联系		
40分钟	家课回顾——远离思想陷阱的五常法，目的： 重温及练习走出思想陷阱的方法，鼓励组员在日常生活中运用 推行步骤： 1. 张贴"远离思想陷阱的五常法"（附录7－1） 2. 邀请组员分享在过去一星期内运用走出思想陷阱方法的实践经验 3. 其他组员给予意见，并分享从别人的实践经验中得到的启发 4. 完成家课回顾，收集组员的家课纸 注意： 1. 因时间限制，只可容许一至两位组员分享实践经验，重点是引发讨论并	● 附录7－1	

续上表

时间	内　容	物资	实务经验
	互相学习，从而鼓励组员在日常生活中运用 2. 收集组员的家课纸以表工作员对家课的重视，下周派发（如有需要，在家课纸上加上工作员的响应）		
20分钟	休　息	● 饮品 ● 小食	
20分钟	家课练习、总结，目的： 1. 确定告别分享活动的细节 2. 家课安排 3. 协助组员清晰地掌握本节内容 推行步骤： 1. 社工预告下周为小组最后一节，询问组员是否希望订立适合各组员的告别活动，并讨论彼此的分工 2. 派发家课纸（走出陷阱第二步，附录4-2） 3. 派发"将心意尽诉卡"（附录7-2），请组	● 附录7-2 ● 附录4-2	社工留意安排如何将"心意卡"交给缺席组员，并提醒组员同样写给缺席者若组员感到有困难，可请他们回想过去小组期间有过的深刻印象

续上表

时间	内　　容	物资	实务经验
	员彼此替对方想一句正面的提醒/鼓励的话于下节交换 4. 回顾并赞赏自己在课程中的参与及改变，以鼓励自己 5. 邀请组员分享个人在本节所获得的最重要信息、启示，工作员亦需在组员之后进行分享 注意： 1. 最普遍的告别活动是于下节一起举行聚餐会并鼓励组员分工合作的筹备 2. 写"心意卡"时，组员可以自由决定是否留名 3. 留意个别组员的书写及阅读困难 4. 如组员对填写家课纸十分抗拒或极度欠缺信心，可在组后个别跟进		

备注：

　　1. 工作员可把本节程序（包括环节名称、所需时间）写在图表上并贴起来。

　　2. 制作电话卡。

7－1 远离思想陷阱的五常法

引发事件

身体警告信号	情绪反应	思维反应／思维陷阱				负面行为
	正面情绪	脑袋停一停	自我反问	聪明卡	分散注意力	正面行为

7-2 将心意尽诉卡

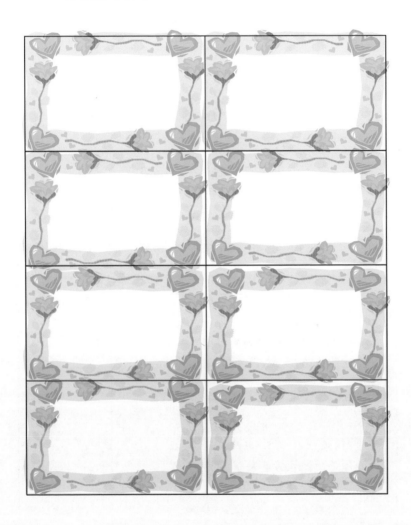

8. 第八节计划内容

完成本节后，参加者能够：

(1) 巩固小组过程中的心得、启发及正面改变。

(2) 课程检讨。

(3) 确立小组日后的联络、维系及两次重聚日安排。

程序表

时间	内　　容	物资	实务经验
10分钟	"心情温度计"，目的： 1. 培养组员留意自己情绪状态之习惯 2. 协助组员理解影响自己情绪状态之个人因素 推行步骤： 1. 派发"心情温度计"（附录2－1）及彩笔；请组员回想在过去一星期内自己的情绪状态，并给出一个度数，填上颜色（0代表最差、10代表最好） 2. 组员分享"心情指数"；如与上周有所区别（无论	● 小组出席表 ● 背幕字 ● 笔 ● 名牌 ● 附录2－1 ● 彩笔	工作员协助组员回顾及欣赏7星期的转变及努力

续上表

时间	内　容	物资	实务经验
	正面或负面），请他们分享是什么原因导致了这个变化		
	3. 工作员可借此引导组员回想有哪些个人因素（即面对事件时的想法/行为，做了些什么等）导致了这个变化；如属个人因素引致的正面变化，鼓励他们多保留这些个人想法及行为；如属负面变化，则让其想想如何提升自己的"心情指数"		
	4. 组员或会认为因遇到个别事情（环境因素）而导致了"心情指数"的变化，工作员不用否定，反之，可借此引导组员回想这件事情发生时他们有何想法及如何响应，集中讨论这些想法及响应对"心情指数"的影响		
	5. 如合适，工作员亦可将此环节融入下一环节与组员一起分析他们的引发事件、思想、情绪及行为的		

续上表

时间	内　容	物资	实务经验
	之间相互关系以及正向思维 注意： 1. 因时间限制，工作员可考虑在课堂开始前派发"心情温度计"予早到的组员，邀请他们先填写 2. 集中讨论组员行为的变化 3. 工作员可留意组员分数的升跌，提醒组员注意什么因素能令分数不会继续下跌，并尝试突显组员的小进步 4. 工作员需协助组员认识如何将小组经验应用到日后的生活中。正如认知治疗理论相信，组员所体会过的新经验能帮助他们建立新的认识，这个新的认知若不断在日后的生活中加以应用，便可巩固他们新的行为及情绪，减少已往的情绪、行为问题		

续上表

时间	内　　容	物资	实务经验
20 分钟	家课回顾——远离思想陷阱的五常法，目的： 重温及练习走出思想陷阱的方法，鼓励组员在日常生活中的应用 推行步骤： 1. 张贴"远离思想陷阱的五常法"（附录8－1） 2. 邀请组员分享在过去一星期内运用走出思想陷阱方法之一次实践经验 3. 其他组员给予意见，分享从别人的实践经验中得到的启发 4. 完成家课回顾，收集组员的家课纸 注意： 时间关系，只容许一至两位组员分享实践经验，重点是引发讨论并互相学习，从而鼓励组员在日常生活中应用	● 附录8－1	

续上表

时间	内　　容	物资	实务经验
30分钟	开心行动——回顾及制订未来计划，目的： 1. 促进组员通过改变行为，建立正面情绪，提升动力 2. 促进组员继续建立正面的生活模式及实施自我奖励 推行步骤： 1. 邀请组员分享实践较早前已制订的开心行动计划及实践自我奖励的感受和心得 2. 对于未能完成开心行动的组员，邀请他们分享其中的困难，引导其他组员共同寻求解决方法，并鼓励他们继续尝试开心行动 3. 鼓励组员制订一至两个计划以便其在未来一至两星期内实施开心行动		

续上表

时间	内　　容	物资	实务经验
20分钟	休息（在休息前，提醒组员稍后将会交换"心意卡"，如未完成，请争取在休息时段完成）。另外，在休息前，邀请每位组员抽取一张"课程重温卡"（附录8－3），并请他们思考其中的问题	● 饮品 ● 小食	
40分钟	小组重点回顾，重聚日安排，目的： 协助组员清晰掌握小组所学习的技巧并应用于日常生活中 推行步骤： 1. 按照休息前所抽到的"课程重温卡"，让组员轮流回答/表达意见 2. 社工需强调"大家帮助响应、大家帮助补充"的理念 3. 张贴"'心情新角度'情绪管理小组主要内容一览表"（附录8－2），重点回顾小组所学习的方法/技巧	● 附录8－2 ● 附录8－3 ● 附录8－4	

续上表

时间	内　容	物资	实务经验
	4. 邀请组员列出两项掌握较好的/常用的方法/技巧以及两项仍有待改善的技巧；组员及工作员相互补充 5. 鼓励组员在日后生活中，实践所学习的方法/技巧 6. 派发附录8-4（建议复印后把练习整理在活页夹里）；讲解重聚日的安排—— 6.1　课程完结后的第4或第5个星期，为首次重聚日；第二次重聚日在首次之后的半个月，一般最少要有6个组员愿意出席才举办，如人数不足，可以考虑与区内其他班组合并举办 6.2　讲解重聚日之目的：温故知新、巩固所学 6.3　附录8-4是家课，在重聚日时需带回来 6.4　建议每两至三个组员组成支持小组（Buddy Group），每组设一个组长，彼此提醒重聚日及家课安排		

续上表

时间	内　容	物资	实务经验
	6.5　日期及支持小组安排在总结环节确定 6.6　宣传《走出抑郁的深谷自助手册》，鼓励组员以此作为进一步巩固课程学习的正向改变的方法		
20分钟	将心意尽诉，目的： 1. 促进组员间的彼此赞赏及鼓励 2. 协助组员总结小组中的收获和正向改变 推行步骤： 1. 先让组员整理已写妥的"将心意尽诉卡"（附录7-2） 2. 鼓励组员亲手交给对方以表心意 3. 完成交换，邀请每位组员轮流分享其中的一张"心意卡" 4. 再邀请组员颁发纪念状，分享在小组里的收获、启发及正向改变（可派发第一堂课写下的期望	● 附录7-4 ● "心情新角度"情绪管理小组服务满意度问卷 ● "调查问卷"连回邮信封及"服务意见邮束" ● 纪念状	工作员需适当调整组员所分享的应该是写在"心意卡"上的内容，避免出现互相比较的情况； 留意鼓励话的用语是否对组员造成负面影响； 提醒组员把握时间，分享心中想说的话

续上表

时间	内 容	物资	实务经验
	予各组员，请他们回顾有哪些改变和能否达到期望或有什么"意外收获"） 5. 派发"参加者满意调查问卷"及"服务意见邮柬"；同时，邀请组员对课程的安排、工作员等给予实时意见 注意： 1. 在纪念状上写上工作员对组员的回馈 2. 工作员亦可派回第一节的"愿望卡"予组员		
10 分钟	总结，目的： 确立小组日后的联络及两次重聚日安排 推行步骤： 1. 与组员商讨小组日后的联络、维系及两次重聚日安排 2. 介绍社区康复网络相关病科、综合病科及保健中心服务		

续上表

时间	内　容	物资	实务经验
	3. 派发电话卡，鼓励组员在课程完结后互相联络 注意： 1. 工作员需清晰讲解工作员日后在互助小组中的角色 2. 日后聚会安排必须以组员意愿出发		

备注：工作员可把本节程序（包括环节名称、所需时间）写在图表上并贴起来。

8-1 远离思想陷阱的五常法

引发事件

身体警告信号	情绪反应	让脑袋停一停	自我反问	聪明卡	分散注意力	负面行为
	正面情绪					正面行为

8-2 "心情新角度"情绪管理班小组主要内容一览表

	主要内容
第一节	■ "我的愿望树" ■ "情"源错配 ■ 情绪根源
第二节	■ "心情温度计" ■ 身心思维自我分析 ■ 思想陷阱的来源与形态
第三节	■ "心情温度计" ■ 身心思维自我分析 ■ 我的思想形态 ■ 我的警告信号 ■ 自我反问
第四节	■ "心情温度计" ■ 远离思想陷阱的五常法： 　•常留意身体警告信号 　•常唤停负面思想 　•常自我提问 　•常备聪明卡 　•常分散注意力
第五节	■ "心情温度计" ■ 远离思想陷阱的五常法 ■ 开心行动 ■ 规条别狂傲

续上表

	主要内容
第六节	■ "心情温度计" ■ 远离思想陷阱的五常法 ■ 开心行动 ■ 规条重温 ■ 理想生活投资计划
第七节	■ "心情温度计" ■ 远离思想陷阱的五常法 ■ 均衡生活，开心行动
第八节	■ "心情温度计" ■ 我都做得到 ■ 将心意尽诉

8-3 "心情新角度"情绪管理小组课程重温卡

1. 在"身心思维自我分析"中，我们会把这个经历分解成哪五个部分？
2. 试列出其中三个思想陷阱，并讲出你的理解。
3. 认识思想陷阱对你在情绪管理方面有什么帮助？
4. "远离思想陷阱"有哪"五常法"？
5. 请列出五个让"常脑袋停一停"的方法。
6. "常反问自己"，主要是指通过哪两个问题建立新的角度？
7. 规条在什么时候才是"不良"的？放宽不良规条有哪五个"心战口诀"？
8. 为什么要实施开心行动？
9. 自我奖励有何作用？

8-4 "心情新角度" 情绪管理小组

日期：_____

我的五常法——远离思想陷阱

引发事件	当时想法/思想陷阱	身体变化/情绪/行为	远离思想陷阱的五常法				
			常 留意警告信号	常 让脑袋停一停	常 反问自己	常 备聪明卡	常 分散注意力
例子：加班回家煮饭晚了，丈夫看看手表又看看我	他埋怨我晚归且饭煮晚了，丈夫下/妄下判断	呼吸急速/喘/大骂对方	我好像在喘气！	深呼吸"忍住，我要冷静一下！"	他看手表又看看我，就是代表我吗？就算他真是责怪我也没有办法，我只是下班晚了，有机会再向他解释	退一步海阔天空	快吃过晚饭洗一个热水澡！

日期：＿＿＿＿＿＿

引发事件	当时想法/ 思想陷阱	身体变化/ 情绪/行为	远离思想陷阱的五常法				
			常 留意警告信号	常 脑袋停一停	常 反问自己	常 备聪明卡	常 分散注意力

日期：＿＿＿＿＿

引发事件	当时想法/ 思想陷阱	身体变化/ 情绪/行为	远离思想陷阱的五常法				
			常 留意警告信号	常 脑袋停一停	常 反问自己	常 备聪明卡	常 分散注意力

日期：_____

引发事件	当时想法/思想陷阱	身体变化/情绪/行为	远离思想陷阱的五常法				
			常留意警告信号	常脑袋停一停	常反问自己	常备聪明卡	常分散注意力

开心行动记录表

开心 指数	活动项目	自我奖励
10		
9		
8	例：去看一出电影	例：吃爆米花
7		
6		
5		
4		
3		
2		
1		
0		

注意：订立的开心行动必须具备7成或以上的信心
能做到。

参考文献

[1] 香港复康会. 实践健康生活——慢性疾病自我管理手册（第二版）[M]. 香港：香港复康会，2009.

[2] 香港统计署. 第62号专题报告书——残疾人士及长期病患者 [R]. 香港统计署，2014.

[3] 香港复康会. 实践健康生活——慢性疾病自我管理手册（第二版）[M]. 2009.

[4] 吕新萍. 小组工作 [M]. 北京：中国人民大学出版社，2005.

[5] 香港复康会社区复康网络. 长期病患者治疗小组导师手册 [EB/OL]. 香港：香港复康会社区复康网络出版，1998.

[6] 张兆球，苏国安，陈锦汉. 活动程序：计划、执行和评鉴 [M]. 香港：香港城市大学出版社，2001.

[7] 何洁云，谢万恒. 社会工作实践：小组工作 [M].

2002.

[8] 黄富强. 走出抑郁的深谷 "认知治疗" 自学/辅助手册 [M]. 香港：天健出版社，2005.

[9] 香港复康会. "香港人对健康的自我管理" 调查报告书 [R]. 香港：香港复康会，2003.

[10] 香港复康会. "中年长期病患者照顾者压力" 调查报告书 [R]. 香港：香港复康会，2005.

[11] 甘炳光，梁祖彬，陈丽云，林香生，胡文龙，冯国坚，黄文泰. 社区工作理论与实践 [M]. 香港：香港中文大学出版社，1994.

[12] 区美雪. 灾难康复社会工作 [M]. 北京：社会科学文献出版社，2003.

[13] 李楚翘. 社区康复——康复服务之新里程 [G]// 蔡远宁，杨德华. 香港弱智成人服务：回顾与展望 [M]. 香港：中华书局（香港）有限公司，1997.

[14] 杨晶. 农村残疾儿童康复模式的本土化研究——社区复康项目介入中国农村社区的反思 [G]//中国社会工作教育协会. 中国社会工作研究 [M]. 北京：社会科学文献出版社，2002.

[15] 莫泰基，郭凯仪，梁宝霖. 香港社区工作反思与前瞻 [M]. 香港：中华书局（香港）有限公司，1995.

[16] 黄美娟. 大自然动力——历奇活动经验实践汇编 [M]. 香港明爱青少年及社区服务，2005.

[17] Kate Lorig, David Sobel & ViginiaGonzalez. ；陈琼珠，潘经光，龙丽贞. 慢性疾病自我管理手册（第二版）[M]. 香港：香港复康会，2009.

[18] 香港复康会. 社会融合的简要步骤——社会康复指南概要 [Z]. 香港：香港复康会.

[19] 黄洪. 什么是社区和社区工作？SWK2230 社区工作 [Z]. 香港中文大学社会工作系2003/2004 上学期. http://web. swk. cuhk. edu. hk/～hwong/Teaching/SWK_2230_Community% 20Work/L1_What_is_Community_Work. doc.

[20] 薛慧平. 解构、两难、新移民——一个案工作故事以社会工作理论之生态系统论观点取向试析 [EB/OL]. 文化青少年儿童福利研究所. 网络社会学通讯期刊，第 53 期，2006 年 3 月 15 日. http://www. nhu. edu. tw/ ～ society/e－j/53/53－71. htm.

[21] 卢谋华. 社会工作的理论与实践 [M]. 北京：中国社会出版社，2007.

[22] 全国残疾人康复工作办公室. 社区复康工作上岗培训教材 [M]. 北京：华夏出版社，2006.

编后语

李永伟　社会服务发展研究中心总干事

　　社会服务发展研究中心（简称"社研"）作为中国内地与中国香港特别行政区两地社工经验交流和传承的重要平台，一直不遗余力地推动香港特别行政区和中国内地社会福利及社会工作的发展。在"社研"的统筹下，6家香港社会服务机构给予了大力支持，并积极参与献计献策，他们无私地将康复领域的实务经验撰写出来，与内地的社会服务机构分享。

　　"康复社会工作实务系列"丛书堪称集各家之所长，是康复工作经验的心血结晶，其最显著的特色是，强调社工在康复工作中的角色和定位。通过专题分享和介绍6大康复服务工作领域，让内地社工及当地社福机构能一窥康复服务在香港发展的硕果，也借此促进内地康复服务本土化的发展，并使两地交换彼此的心得经验，以扩阔视野和理念。

内地康复服务近年在各方面都有高速发展，内地和香港面对的同样挑战是康复专业人士——从社工到各类治疗师的培训。为推动及加强内地前线经验较浅的员工培训，我们期望通过该手册中集结的宝贵经验，与全国其他省市的社工人士及社会服务机构分享，让他们逐步了解社会工作实务的方向，清晰开展服务的目标，并在理论和实践层面都得到指引，从而丰富基础知识和提升实践能力。最重要的是，让其明白在进行服务设计及开展工作的过程中，为什么这么做、何时做及如何做这三个关键性的问题。

　　随着服务推进和经验积累，我热切期望有越来越多的香港机构和同工，加入经验汇编的行列，以促使内地社工队伍不断成长壮大，同时也让社工实务经验可以薪火相传。这套实务手册是康复服务经验集结的首次尝试，当中或有错漏抑或有待完善之处，我们愿意聆听各类反馈意见，继续丰富和汇编相关经验，面向全国的社福机构继续推广，以满足内地社会服务发展的需要。

社会服务发展研究中心简介

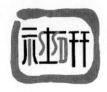

一、"社研"背景

社会服务发展研究中心（下称"社研"）是香港注册非牟利服务机构，"社研"是由一群从事社会福利服务工作的社会工作者及主管发起，并在1998年成立。秉持"以人为本"的信念，"社研"一直致力于促进香港和内地社会福利及社会工作的发展。"社研"自2007年开始在深圳启动"先行先试"的社工专业督导计划，现时曾接受"社研"香港督导及顾问培训的学员遍布全国。2011年"社研青年议会"成立，以"燃亮两地社工情"为使命，承先启后，继往开来。同时"社研"亦于2013年在广州市番禺区注册成为社工机构，积极在各方面支持内地社工的专业发展。

二、"社研" 工作

1. 内地社会工作专业发展

由2007年开始，"社研"积极配合国家的社工发展工作。由"盐田计划"及"深圳计划"开始，再有及后的"东莞计划""广州计划"等，都是社会服务发展研究中心与内地合作的计划。通过这些香港内地之间的合作，让内地可参考香港当年建立社会工作制度的宝贵经验、现时成熟的社会工作制度，以及借助多位经验丰富的资深本地社工的力量，帮助内地更有效地发展具有内地特色的社会工作制度。在"社研"与其他协办机构合作下，已派出诸多资深社工督导赴深圳市各区为社工开展督导工作，以协助内地发展社工本土化事宜。

2. 培训

为促进香港与内地的社会福利服务交流、协助两地社会服务机构发展人力资源，提升业界的服务质量，"社研"积极举办各项专业培训课程、研讨会和分享会，亦与两地不同的机构鼎力合作，举行大型研讨会议，让业界能交流彼此经验，掌握最新发展信息；亦能就业界关注的议题进行深入的探讨，以扩阔彼此的视野和理念。

3. 调查研究

除了促进香港与内地的沟通和交流外，"社研"亦致力进行各项有关本港与内地两地社会的研究调查，为两地政府、决策者和业界提供最新的社会动向和民意，旨在使政策制定得宜，符合社会实际情况和需求。

4. 交流

社会服务发展研究中心自 1998 年成立以来，举办了多次两地的交流考察活动，考察社会福利服务及交流当地风土民情，促进内地与香港两地的相向交流、认识、了解、相互学习和借鉴，在促进共融与进步的同时，增强了进一步合作，发展了两地的社会福利服务。

5. 推动香港业界发展

为凝聚社福界力量，关怀弱势社群生活素质，替社工争取权益，加强推动内地和香港社会福利及社会工作的发展，为构建两地和谐社会做出贡献，"社研"于 2011 年正式成立"社言港心"工作小组。通过举办不同活动，就社福发展及民生议题直接向政府有关官员表达意见。

6. 协助内地单位来港交流考察

"社研"协助内地不同单位到香港考察社会福利制度及社工发展，以加促内地推展社工服务的步伐。当中亦通过与香港同工的互相讨论和经验分享，提高了两地人员的共识和视野，加强了两地的交流合作。

社会服务发展研究中心总办事处

电话：（852）2817 6033

传真：（852）2816 0677

电邮：issd@ socialservice. org. hk

QQ：2755389992

香港复康会

香港复康会于 1959 年成立，是香港特别行政区政府认可之注册慈善团体。本会会徽以火凤凰"浴火重生"为精神，预示残疾人士能从残疾中重建新生，也表达本会的精神——朝气蓬勃、有承担、有远见。我们致力为残疾人士、慢性病患者和长者提供服务，提升他们的生活质量，并倡议社会共融。

香港复康会默默耕耘超过半世纪，在康复界一直扮演先行者角色，从早年专注肢体残疾的医疗康复到今天积极推动肢体残疾人士和慢性病患者的社区康复、用者充权和病人自助互助，与不同的机构伙伴携手，倡议关爱和共融社会，造福香港及内地的残疾朋友。

为推动残疾人士就业，香港复康会除了提供职业康复和再培训服务，更早于 20 世纪 90 年代初成立社会企业，以促进残疾人士就业为目标。目前，香港复康会社会企业的业务包含有零售、无障碍交通运输及旅游、网上销售和邮件处理业务等。

倡议无障碍交通和环境是香港复康会的使命之一，虽然经历了半个世纪一代又一代的"复康会人"的努力，无障碍交通有了不少的改进，但随着社会不断演进，残疾人对无障碍交通服务的需求非常殷切。目前，香港复康会在香港提供无障碍交通服务项目包括复康巴士、易达巴士和易达轿车，每年接载超逾 100 万人次，深获用者爱戴。

香港复康会持续照顾服务的特点是结合康复治疗于安老养老服务，我们深信长者无论身体健康状况是怎样的，都希望有参与活动和康复训练的权利。我们的服务宗旨是帮助长者"老有所养"和"老有所乐"，让他们活跃起来。

香港复康会于 2000 年起在深圳盐田"先行先试"，筹建和营运"颐康院"，推动优质跨境养老，是内地首家获香港老年学会"香港安老院舍评审计划"国际认证、成绩获充分肯定、获两地政府支持的机构。

香港复康会于 1986 年获世界卫生组织指定为亚太区康复协作中心。在过去的 30 年里在内地开展培训工作，已为内地培训出超过 30 000 名的康复专才，为国家和有需要的残疾人服务。

香港复康会是香港社会服务联会、香港复康联会及香港公益金成员机构。

有关香港复康会的详细介绍可浏览网页：http://www.rehabsociety.org.hk。